ツボがある本当の意味

経絡理論を根底から覆すツボの考え方

栗原　誠
一般社団法人整動協会代表・鍼灸師

BAB JAPAN

序章

◎経絡は信仰である

鍼灸において経絡《けいらく》ほどやっかいなものはありません。経絡は、鍼灸理論の根幹を成すものでありながら、その存在は未だに確かめられていません。鍼灸に携わるものであれば、この事実は受け入れなければなりません。

「経絡はあるに決まっている」とか、「経絡を否定したら鍼灸そのものを否定することになる」とか、「伝統はどうなるのか？」とか、「患者さんが治っているのだから、そんなことどうでもいい」とか、「私は感じることができる」などなど、専門家のご意見はあるだろうと思います。

しかし、「経絡を証明できた人はいない」という事実は誰もが受け入れなければなりません。経絡が明らかになっていないのに、「経絡ありき」で話が進んでしまうのが鍼灸業界です。鍼灸の足場は信仰によって作られていると言われても反論はできません。経絡を否定したいのではありません。「経絡の存在は確かめられていない」という現実を、まず受け入れてから話を始めましょうと提案しているのです。不確かな足場の上に乗っていることの危うさを多くの方に知っていただきたいのです。

◎自己肯定のための東洋医学

どうしても受け入れられないことがあります。それは、臨床の現場で起こるあやふやな事象を「東洋医学」という言葉でまとめてしまうことです。東洋医学と科学は相容れないと考えている人も多いです。たとえば、「東洋医学は科学的に説明する必要もないし、できなくてもいい。むしろ、科学で説明できない世界だから魅力がある」と。

こうした考え方には反対です。この論理を通してしまえば、「東洋医学は不確かであってもよい医学」ということになってしまいます。もし、自分が患者であれば、不確かな医療を受けたくはありません。東洋医学も科学的に説明できた方がよいのです。すべては説明できない、という点においては西洋医学と同じです。明らかになっていない治効機序はたくさんあります。

西洋医学的な方法論を好まない人もいます。「東洋医学」という言葉を、「西洋医学」に対するアンチテーゼ（批判精神）として振りかざしている場合があります。

鍼灸業界にいると、よく耳にするのが病院医療に対する批判です。私も病院で嫌な気持ちになった経験があります。病院に不満を抱いたとして、それは西洋医学だからなんでしょうか？　ドクターが発した言葉に傷ついた時、その言葉は西洋医学から出てきたものでしょうか。もちろん、違うわけです。どちらも、人に対する不満であり人の問題です。

東と西の思想や文化がこれだけ複雑に交錯している現代において、東洋哲学（思想）と西洋哲学（思想）が別々に存在することなどありません。一人一人の頭の中でちょうどよくブレンドされています。

東と西を区別する理由があるとすれば、アイデンティティ（自己肯定）のためかもしれません。筆者も自分自身のための「東洋医学」を使っていました。鍼灸師になった理由の一つは、東洋思想が好きだったからです。しかし、臨床に夢中になっているうちに、東も西もない自分に気が付いたのです。自己肯定感は、患者さんの役に立ち患者さんから頂く感謝の言葉で支えられていました。

◎「経絡は信じる者だけに見える」は論外

「経絡は信じる者だけが見える・わかる」という発想は、鍼灸医学を停滞させます。医学と宗教の区別がありません。鍼灸師になることも、鍼灸治療を受けることにも信仰心は必要ありません。

鍼灸に本当に効果があるなら、術者の思想や信仰に関係なく効果が出るのです。同じツボに同じように鍼をしたら、同じ変化が表れます。それを示すのが鍼灸医学です。

現実の臨床では、さまざまな要素が入り込みます。患者さんが事前に抱いているイメージ、施術室の環境、鍼灸師の見た目、しゃべり方、触れ方など、どれも患者さんの精神と肉体に影響を与えます。患者さんを上手に誘導することができれば、施術前に効果の出やすい状態をつくりだすことができます。現場では、精神誘導が大きな成果を上げてしまうことも珍しくなく、そういうことを得意とする鍼灸師はたくさんいます。そういう意味では「信じる者は救われる」が成り立っています。現場では無視できない事実ではありますが、ここに頼りすぎてしまうと、鍼灸の本質から大きく外れてしまいます。

◎再現性とツボの位置

医療では、誰でも同じことができることが最良であると考えています。鍼灸でもこの考えを実線するために、ツボの位置は厳密に決めています。できるだけ1ミリもズレないようにしています。ツボによっては許容幅がありますが、いずれにしてもミリ単位は心がけています。ツボを厳密に取るという段階はルーズにやっている人にとっては面倒です。

ただ、厳密さを追究するほど再現性が高くなることを経験すると、ツボの微妙なズレが気になるようになります。ツボの位置によって作用はまるっきり違います。ただ、こうした違いを経験したことがない鍼灸師にはわからないかもしれません。

ツボも経絡と同様に実体がわかりません。しかし、明らかに何かしらのシステムが体内には存在しています。この正体を明らかにすべく、病院と共同で研究をしています。注目しているのは脳の働きです。ツボの位置に特異性があるならば、脳はツボとそうでない位置で違った反応を示すはずです。目に見えない脳の働きを、MEG=Magnetoencephalography（脳磁図）という技術で解き明かすことに挑戦しています。

経絡も実体として見えなくても、脳の中に経絡を説明できる機能が見つかるかもしれません。こうした取り組みは始まったばかりで、これから数多くの謎解きをしていかなければ「ツボとは何か」を説明できません。しかし、そんなに遠い未来ではない気がしているのは私だけでしょうか。

ツボの研究を加速させる簡単な方法があります。それは私たち鍼灸師が科学的な姿勢で取り組むことです。多くの研究者と交流を深めることでツボは解き明かされていきます。よく考えてみてください。これは鍼灸学の範囲に収まる話ではありません。人体の構造に迫る大きなプロジェクトになり得る話です。

ツボを研究することで、病気が治る仕組みがわかるだけでなく、痛みのメカニズム、動きのメカニズムにも迫っていけます。すべては再現性を伴うツボの位置にかかっているのです。

目次

第6章 ツボの味わい方――133

目次

第7章

知られざるツボの深い話

第1章

経絡・経穴は未完成!?

1 鎖骨があるから合谷がある

古典の世界に鍼灸の理想を描く鍼灸師は少なくないでしょう。私も古典にはロマンを抱く鍼灸師の一人です。しかし、そのロマンは時に現実との間に溝を作ってしまうことがあるように思います。私がそうでした。古典との付き合い方に迷い、進むべき道を失った時期がありました。

現在、開業してから15年以上が過ぎました。古典との付き合い方が決まり、迷いが消えたのは開業5年目です。活法《かっぽう》という整体術との出会いがきっかけでした。活法とは日本の柔術の裏技として密かに伝えられてきた医術で、その一部に整体術があります。そこには中国医学の古典とは全く違う世界がありました。

活法にはツボがありません。ツボを使わずに施術をする経験が、ツボの意味をゼロから考えるきっかけになりました。活法は東洋思想から生まれた技術であるにも関わらず、私の中にあった東洋医学の常識から大きく外れていたのです。

東洋医学というテーブルにあったツボを、東洋でも西洋でもないテーブルに置き直すことになりました。ツボを経絡から解き放ち、ツボが持つ原始的な意味を問うことにしたのです。経絡経穴が人間（医療）の都合によって生まれたと考えれば、経絡経穴は一種のデザインと言えます。

私はツボの作用を説明する新しいデザインが必要だと考えています。それには、まず経絡からツボを解き放つ必要があります。その上で、ツボの作用を丁寧に観察し、潜んでいる法則を拾い出します。経

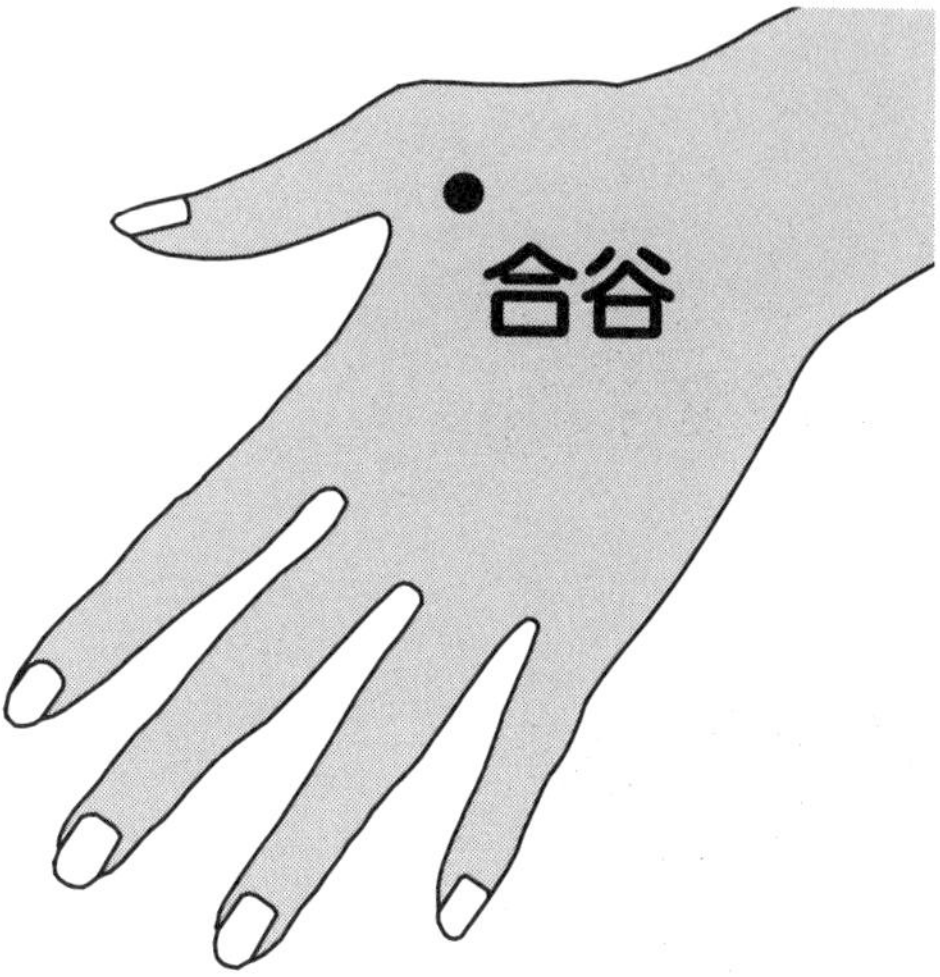

絡の否定ではなく、ツボの原始的構造を探す旅のようなものです。

まず本項では、合谷を旅してみます。言わずと知れた母指と示指の中手骨の間にあるツボです。幅広く使われる万能のツボです。万能である所以はその位置にあると考えています。合谷の取穴(ツボの取り方)は諸々ありますが、どれも母指と示指の間にあります。ここに鍼をして筋肉が適度に緩むと、母指は示指から解放され、感覚的に軽くなります。

母指というのは霊長類の特徴の一つです。鎖骨も霊長類の特徴を表しています。馬や犬には母指も鎖骨もありません。ネズミに代表される小型げっ歯類には鎖骨があり、親指に相当する突起と爪があります。母指と鎖骨の間に共存関係があると考えれば、母指の存在は鎖骨に影響を与え、鎖骨の存在が母指に影響を与えている可能性が導き出されます。

実際に、合谷に鍼をすると鎖骨の動きに変化が表れます。鎖骨と連なって存在する肩関節や胸鎖乳突筋に

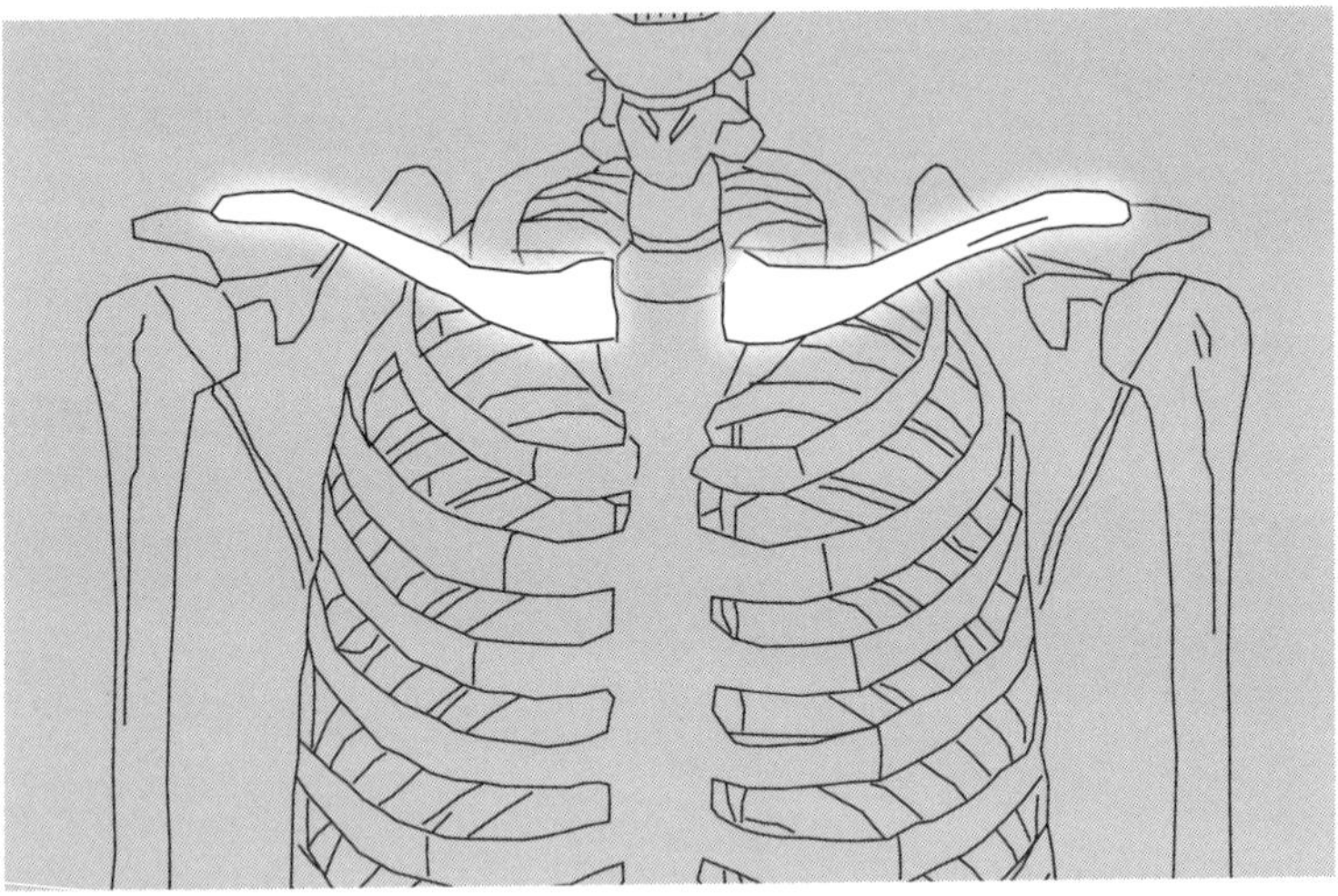

も影響は及びます。喉の通りにも変化があるため呼吸が楽になります。息が整えば精神が安定するというように、鎖骨との関連を考えただけで合谷への理解度はアップします。もちろん、すべてを説明できるものではありません。大腸への作用などを説明するには別の視点が必要です。

経絡は、体の構造と機能を視覚化するためのシステムでありデザインであると考えれば、経絡が存在しているか否かという議論は不毛になります。経絡のおかげで、人体を切ったり剥いだりすることなく診断できるようになったのです。

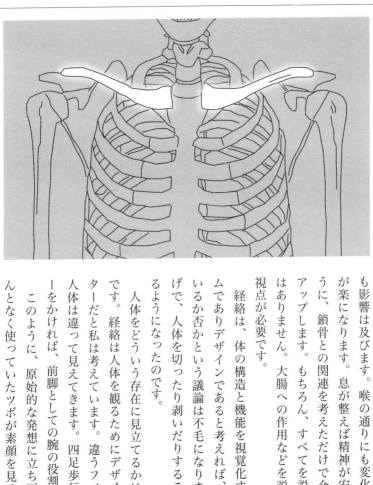

人体をどういう存在に見立てるかは、そもそも自由です。経絡は人体を観るためにデザインされたフィルターだと私は考えています。違うフィルターを通せば人体は違って見えてきます。四足歩行というフィルターをかければ、前脚としての腕の役割が見えてきます。

このように、原始的な発想に立ち戻ってみると、なんとなく使っていたツボが素顔を見せてくれます。幸か不幸か、私たち鍼灸師は黙っていても、経絡経穴という完成品を与えられてしまうため、そこから考える必要がありません。

完成品であると教えられるために、思い通りに使えない時は完全否定へと走る傾向にあります。しかし、経絡経穴を未完成なデザインだと考えてみてはどうでしょう。そうすると、その瞬間から自由な思考が手に入ります。新しいツボ理論を構築する際に、古典に縛られる必要はありません。誰もが自由に創造することが許されています。ただし、確かな観察に基づくものでなければ、鍼灸の歴史を汚すことになってしまいます。自由と共に責任もあります。

2 経絡の方向性を信じていますか？

鍼灸の学校に入って一番最初に疑問に思ったのが経絡の流注《るちゅう》でした。流注とは気血《きけつ》の流れる方向性です。経絡と言われるルートを一定方向に流れると古典には記されています。

本項のテーマはこの流注にしました。経穴デザインにおいて、流注が抱える問題は早い段階で解決しておくべきだと考えているからです。

理論から実践に展開するタイミングにおいて、流注で混乱する鍼灸師が後を絶ちません。私も「何だかおかしい」と疑念を抱きながらも、そういうものだと信じる努力をしながらツボを使っていました。順奉することで得られる結果もあるでしょう。しかし、東洋医学は信仰の対象ではありません。れっきとした実践医学です。

鍼灸師なら誰でも遭遇する流注通りではない反応。このミステリーは、２つの用語を整理するだけでアッサリと解決できるのです。謎を解く鍵は「気血」にあります。

「気」と「血《けつ》」に分けた時、「気」は目に見えないものです。もう一つの「血」は目に見えます。怪我をすると出てくるあの赤い液体のことです。

人類は経験の中から、傷を負って大量の血液を失うと死んでしまうことに気がつきました。古い時代、生と死を説明する上で血液がもっとも重要だったはずです。ですから、原始的な医学は「血液を守る」ことであったと想像できます。拍動する心臓と同等に血液の巡行ルートに関心が寄せられていたことは

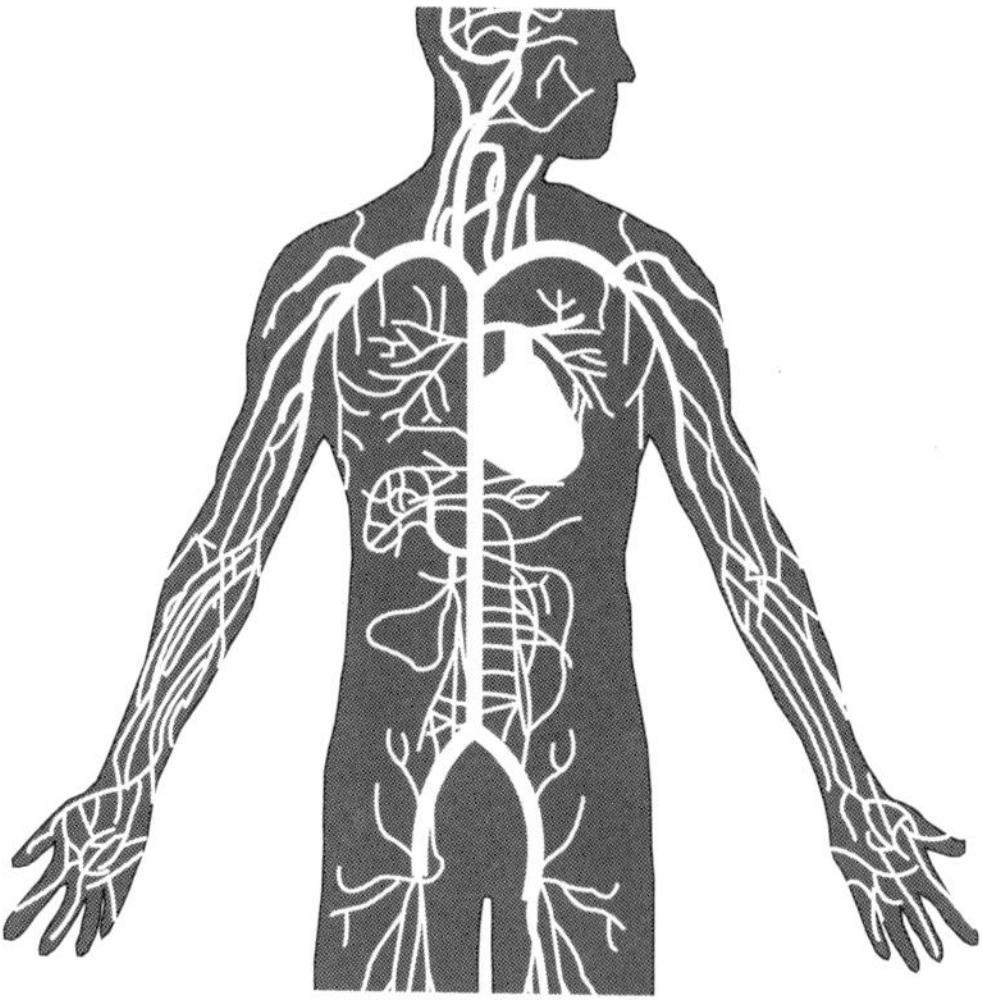

間違いありません。

常識的に、見えないものより見えるものが最初に思考の対象になります。最初に思考の対象となったのは、見えない「気」でなく、見える「血」だと考えるのが自然です。見える「血」を観察することで、見えない「気」を想像していったのでしょう。この順序が重要です。「気血」ではなく「血気」と表す方が本来の姿に近いと言えます。ですから、流注もこの順序に従って考察すべきです。

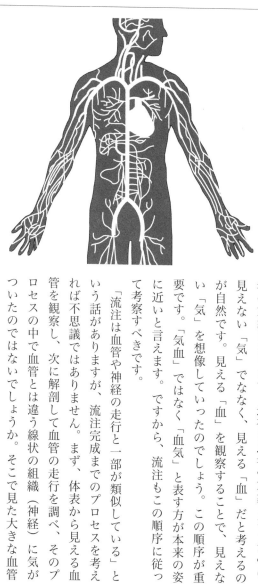

「流注は血管や神経の走行と一部が類似している」という話がありますが、流注完成までのプロセスを考えれば不思議ではありません。まず、体表から見える血管を観察し、次に解剖して血管の走行を調べ、そのプロセスの中で血管とは違う線状の組織（神経）に気がついたのではないでしょうか。そこで見た大きな血管や神経を流注に取り入れないはずがありません。

古い時代ですから、太い血管と神経を発見するので精一杯だったことでしょう。発見した構造だけで人体

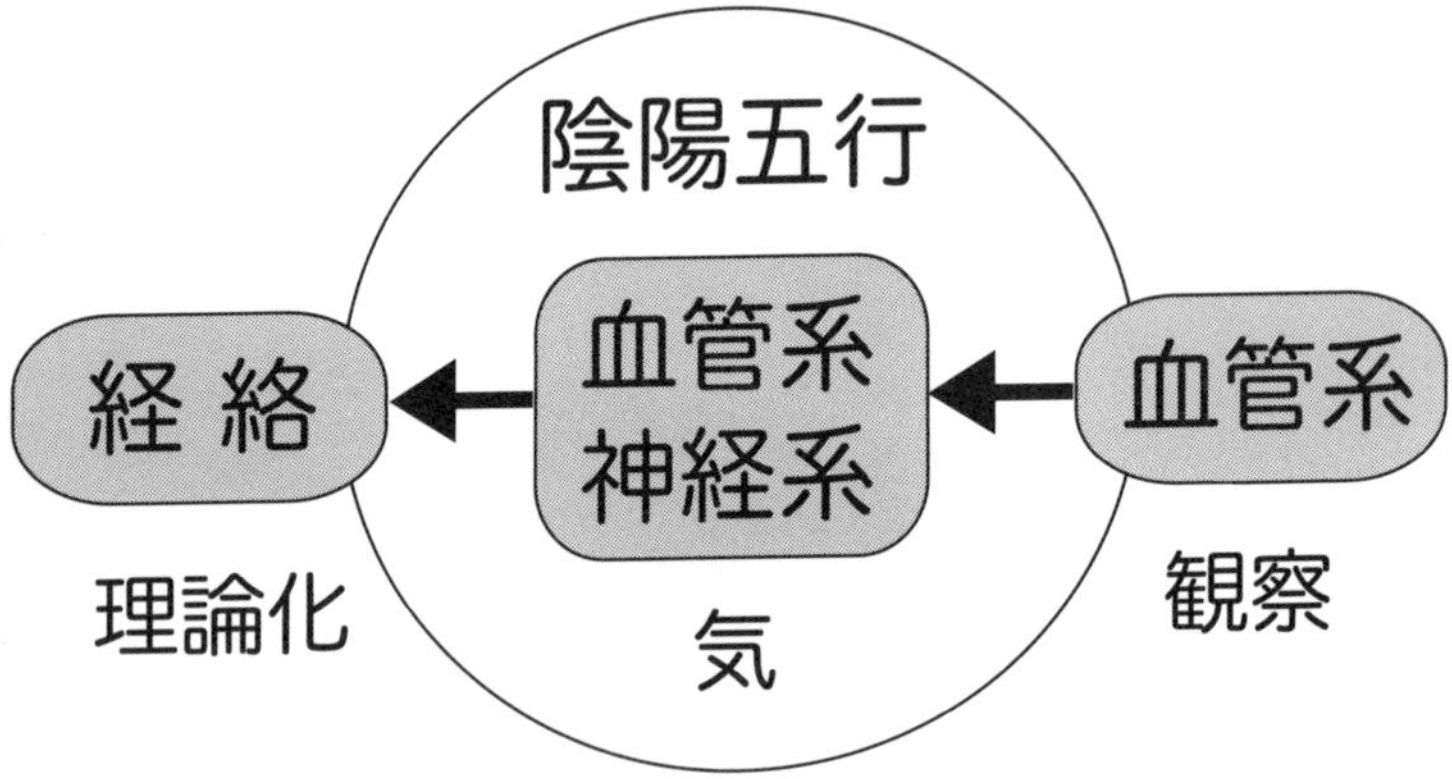

を説明することは難しいことに気がつき、どうにか説明しようと試みる中で「気」という言葉が使われたと考えられます。

このように、「気」は見えなくても確かに存在するルールやパワーを説明するために使われたと考えた方が自然です。

ここまでの話を踏まえると、「経絡」は「血管系」の観察から始まり、「神経系」を反映させるようにデザインされたものだと想像することができます。解剖で説明できないことは生命の営みを観察することで補い、整合性を図っていったのでしょう。この段階において、経絡は循環していないと理屈が通りません。主役である血液が循環しているからです（ご承知の通り、血管と経絡のルートは一致してはいません）。

そろそろ、流注の問題も解けてきたのではないでしょうか。経絡は「循環するようにデザインしなければならない」という制約の中で、陰陽五行説と矛盾しないように試行錯誤した末の姿です。そもそもの話、流注は目に見える「血」の体内循環を説明するために生まれたものですから、目に見えない「気」を当てはめれば矛盾するのは当たり前なのです。

「経絡は発見されたもの」だと思っているなら間違いです。経絡は、人体の仕組みを視覚化するために、人体観察に基づいて誰かがデザインしたものだからです。経穴（ツボ）は、このデザインされたルート上に配置されています。ここで疑問に思いませんか。経絡と経穴、どちらが先に決められたのでしょうか。

3 経絡が先か、経穴が先か

経絡と経穴、最初に用いられたのはどちらでしょうか。この順序を考えることはとても重要です。この順番によってツボの意味が大きく変わってしまうからです。もし、経絡から用いられたなら、経穴は経絡を活用するためということになります。逆であるならば、経絡は経穴を活用するためということになります。

私の考えは「経穴の方が早くから用いられていた」というものです。ただし、当初は「経穴」と呼ばれてはいなかったはずです。なぜなら「経穴」は「経絡」ありきの名称だからです。経絡が生まれた後、要所を「経穴」と呼び改めたと考えています。

前項では、「『経絡』は『血管系』の観察から始まり、『神経系』を反映させるようにデザインされたもの」だと書きました。経絡は解剖をベースにデザインされたという内容です。

ここで解剖の背景に想いを巡らせてみましょう。医の実践と人体の解剖はいつもセットであるとは限りません。解剖という生々しい行為が認められるためには、いつの時代も正式な手続きが必要だったと想像できるからです。しかも、それを許された医者はほんの一握りだったように思います（そこから得た知識を悪用されないため）。

少なくとも、私たちが知ることができる当時の解剖記録は、権力の公認のもと行われたものだと言ってよいでしょう。古典には死体だけでなく生体を解剖した形跡があります。その目的は医療というより人体研究に近いものだったと考えられます。

「経絡は医の実践の中から経験的に発見された」という説をよく耳にしますが、私の考えでは、経絡のルーツは解剖にあります。東洋医学は経験の蓄積と説明されることが多いのですが、経絡が臨床の集積のみでデザインされたと考えるのは無理があります。我々鍼灸師が運用している経絡は目には見えませんが、目に見えるものがヒントになったと考える方が自然です。

ここで経穴に話を移してみましょう。経穴の解剖学的な根拠は未だ誰も示すことができません。経絡のように解剖学的知見との類似点もほとんどありません。古代から現在まで経穴は「目には見えないもの」として認識され続けてきました。解剖で見えない経穴は、医を実践する者だけが認識できる点であったわけです。つまり、ルーツは臨床にあるのです。

この2つのルーツが、ある時に重なって完成したのが、私たちが教科書で習うあの経絡経穴図です。どのような手順でデザイン作業が行われたのかを説明できる材料はありません。ただ、2つを重ね合わせる際には陰陽五行説との整合性を保つために相当な試行錯誤があったことは容易に想像できます。

「人体は自然の一部である」という整体観に基づき、1年＝12ヶ月という暦に合わせるかのように、手足をそれぞれ六分割（三陰三陽）し、合わせて十二経としました。五臓五腑も、臓には心包、腑には三焦が加えられ、六臓六腑とされ、手足の六分割に対応しました。

経験に基づき医療に使用されていた皮膚上の要所（ツボ）もほぼ同じタイミングで分類され、経脈上に配置され「経穴」と呼ばれるようになったと思われます。経絡が12本に分類された時点で、既に実用的な要所があったと思われます。12本に分類してから、その線上にあるツボを探していく作業は非効率

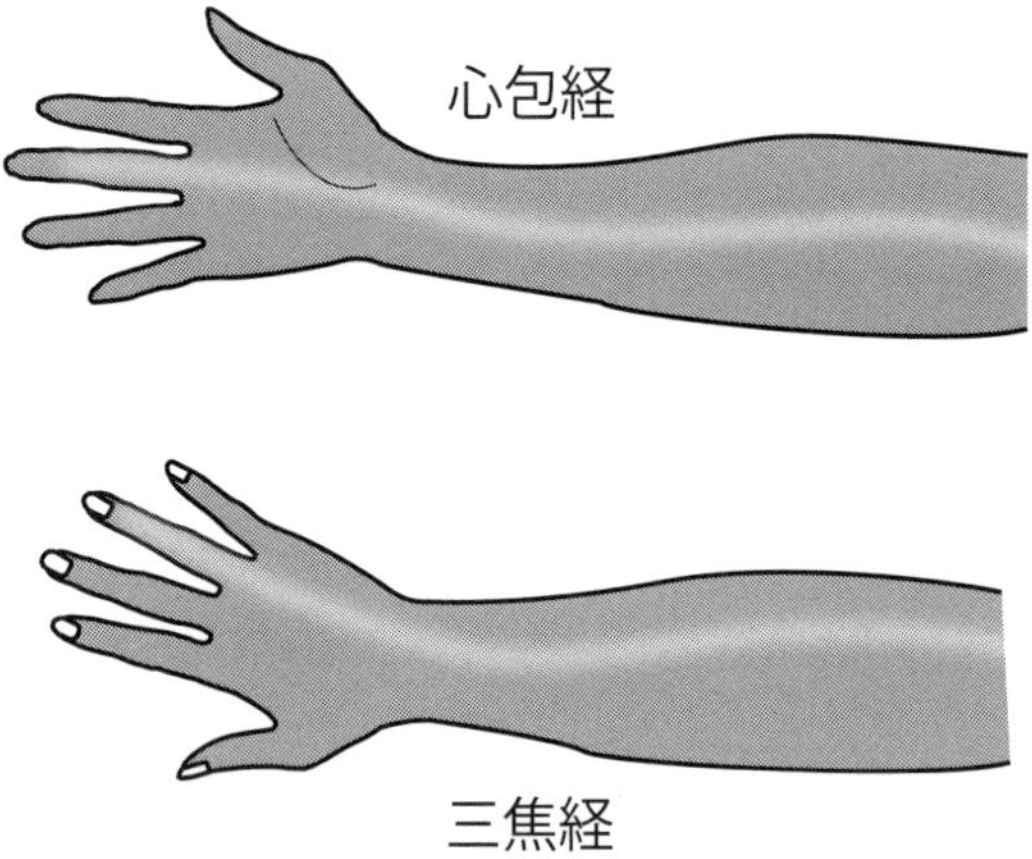

的です。もともとあった要所が各経に配属されたと考える方が自然です。

既に実用化されていた要所を十二経に収めるわけですから、そのプロセスの中で、多くの妥協があったに違いありません。

中国最古の医学書『黄帝内経』が成立した時代と、董仲舒《とうちゅうじょ》が天人相関説（自然と人事は相互に影響を与え合っているという説）を論じた時代が、同じ前漢であることは無関係ではないでしょう。経絡経穴学には、政治的、社会的な事情がその成立に影響していることも加味しなければなりません。

このように考えると経絡経穴は、人体構造を純粋に示したものではなく、当時の思想を受け入れられるように人為的に仕上げたものです。ですから、人体に潜む自然摂理をそのまま示したものではありません。

ここまでの話を整理すると、経絡経穴は、「人体はこういうふうに成っていた」（解剖と観察）と「人体はこういうふうに成っているだろう」（整体観との照合）を重ね合わせたデザインと言えます。心包と三焦のように解剖学的根拠が定かでない臓腑が設定され、そこに通じる経絡が設定されたことが象徴的です。２つの経絡上にある経穴の並びから、前腕の内と外は臨床上重要なエリアであることがわかります。その重要なエリアの内に心包を、外に三焦を配置したと考えられます。

心包のために前腕の内側にツボが存在するのではなく、前腕内側にあるツボの臨床的価値を示すために心包が設定されていると考える方が自然です。前腕内側のツボ刺激で起こる反応そのものが心包を示しています。三焦も同様の考え方です。このような思考プロセスを経ると、経穴を経絡から解き放つことができます。

4：経絡が創作された証拠

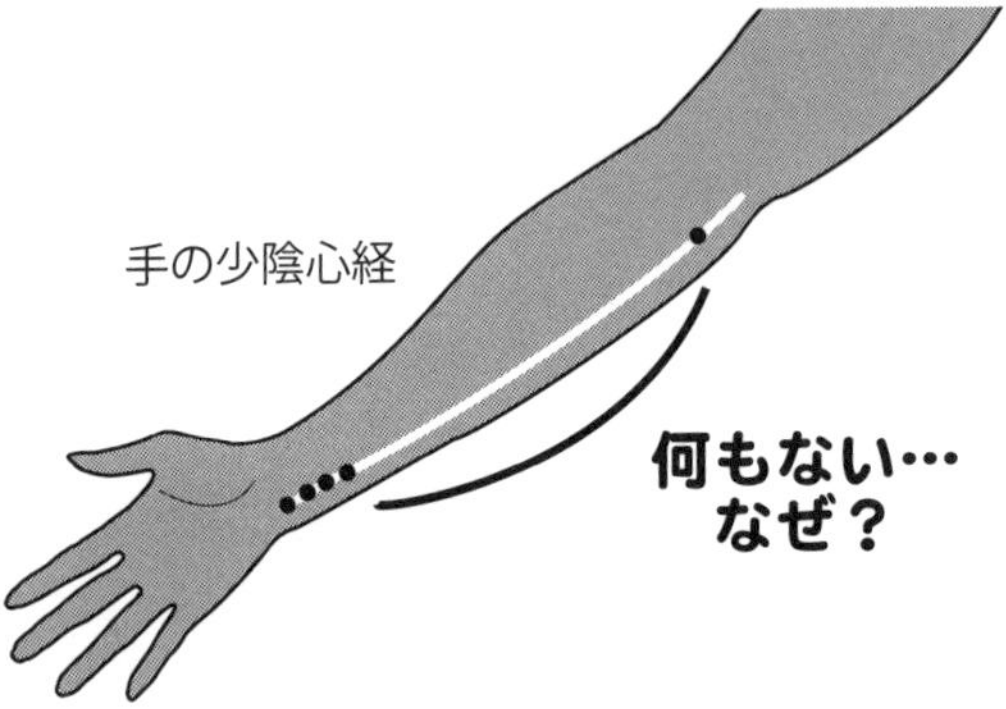

「手の少陰心経」という経絡があります。この経絡を見て「あれ？」と思うことがあります。前腕（肘から手首）の間にツボがほとんどありません。手首に3つ並んでいる他、肘までガラ空きです。特に手の少陰経と言われるルートにはほとんどツボがありません。

この例に限らず、ツボは経絡上に均等に並んでいるわけではありません。このような不自然な配置が所々にあります。

この疑問を解決するには、経絡が成り立つまでの歴史を紐解かなければなりません。自然摂理と人体の構造を一つのものとして捉えたかったので、経絡の数は1年の月の数に合わせて12本が設定されることになりました。

腕の表に3本、裏に3本のラインを引くと計6本になります。脚も同様に計6本のラインを引くことができるので、腕と脚を合わせると12本になります。ところが、腕の裏側には2本の経脈（経絡の縦ルート）しか設定されておらず、腕と脚を合わせて11本になってしまいます。

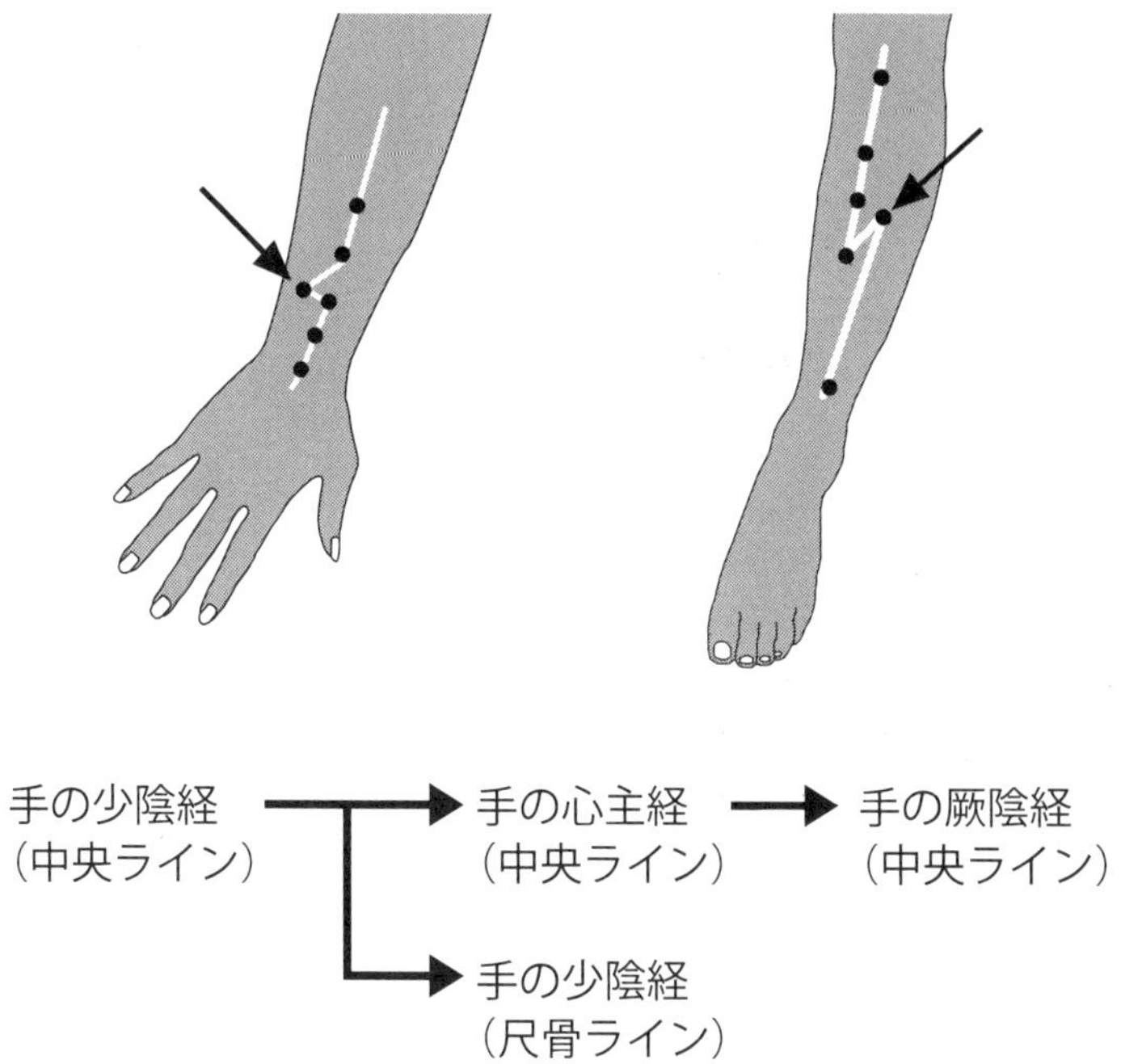

そこで、「手の少陰経」と呼ばれていた経脈を「手の心主経」と改め、もう一本のラインを設定し、そのラインを「手の少陰経」と修正しました。こんなことをしたのは、11本の経脈を12本に増やすためです。もともとあまり実用されていなかったエリアに経脈を設定してしまったので、ツボが極端に少ないのです。

経絡が創作された証拠は他にもあります。

経絡は水系のモデルなので、本来は川の流れのようでなければなりません。突然直角に曲がったり、ちょっと引き返してみたり、そんなことは不自然です。しかし、そんな不自然な話が実際にあるのです。経絡は、所々で奇妙なラインで描かれています。経絡に実体があるとすれば、このような流れを取るはずがありません。

こうした不自然なことに鍼灸師は気が付いています。しかし、「経絡は完成している」という前提のもとでは、疑問を投げかける相手がいません。

そもそも、経絡にまつわる疑問は、経絡ありきで考えるから生じるのです。経絡という気の流れるルートの上にツボがある、という前提をいったん忘れてしまいましょう。ただ、人体には点々とツボがあるとシンプルに考えたらどうでしょうか。ツボをつなぐ必要がないわけですから、奇妙なラインが引かれることもありません。ただそこにツボがある。それだけのことになります。ここが本来のスタートです。

鍼灸理論の構築は大きなプロジェクトです。見つかっているツボを経絡というライン上に乗せて体を一巡させるという経絡プロジェクトが始まったのです。そこに、もともと使われていたツボが巻き込まれていったと考えると疑問は解決できます。

もともとツボは、今で言うところの特効穴だったと想像できます。つまり、「理論的には説明が難しいが、ある症状や病気に対して治癒効果を引き出せる特定部位」だったのです。

「やってみたら効果があった！」という積み重ねがあり、その経験を説明するために理論が構築されたと考えるのが自然です。ですから、ツボが実用化されていて、そのツボの効果を整理するために経絡という概念が後から作られたと考えるべきです。

経絡の素晴らしさは、ツボの効果を視覚的に説明できることです。これは画期的なことです。もし、経絡がなかったら、ツボを整理して覚えるのがたいへんになります。これは鍼灸の歴史におけるもっとも偉大な発明です。説得力とインパクトにおいて、二千年もの間、誰も超えることができないでいるの

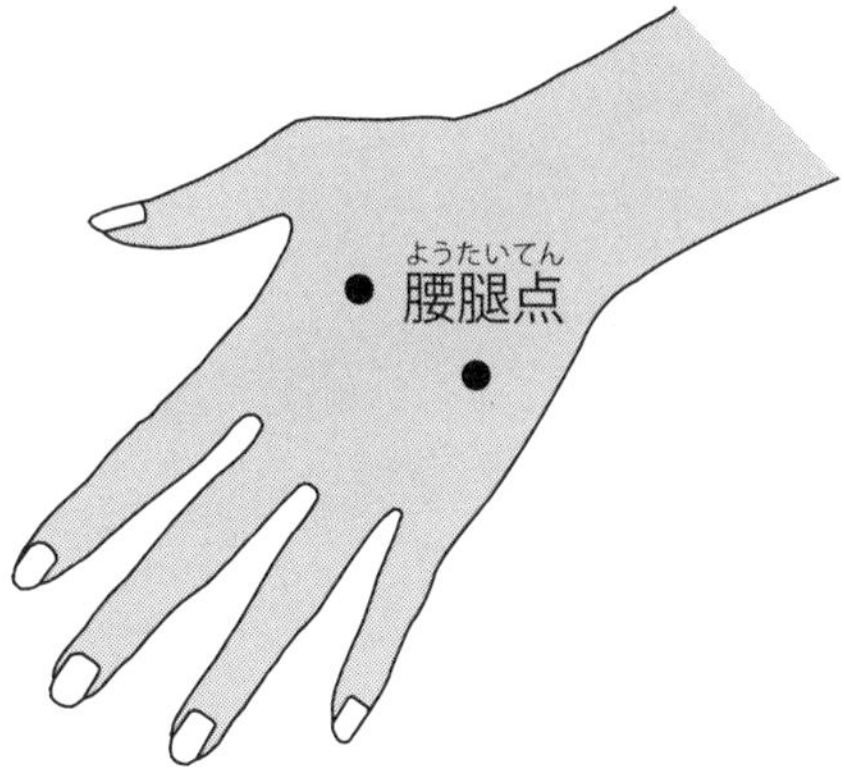

です。

しかし、経絡だけではツボの効果を説明しきれない現実もあります。そのため、そこから外れたツボたちは特効穴として理論から外されてしまっています。有名な特効穴があります。

その代表格は腰腿点です。

腰腿点は腰痛のツボとして鍼灸師に人気があるツボです。こうしたツボは臨床において頼もしいのですが、理論的なバックボーンがないので、どんな腰痛に効果があるのかわかりません。「使ってみて効果があったらラッキー」となりやすいのです。ですから、特効穴をいくら集めても学問にはなり得ないのです。いわゆるハウツー集です。そのハウツー集でも鍼灸は成り立ってしまうかもしれませんが、そこに留まっていては医学として発展することはないでしょう。

腰腿点のように、効果が経験的に認められている特効穴を集めて整理していけば、そこに法則性があるかもしれません。新しい事実が見つかるかもしれません。特効穴を理論外とはじくのではなく、むしろ特効穴が鍼灸理論の発展の肝だと考えています。

5：ツボの大きさと正しい位置

鍼灸で感動的な体験を一度でもしていれば、鍼灸の効果に疑念を抱くことはありません。しかし、そうした経験がなければ、エビデンス（科学的根拠）が乏しいことを理由に懐疑的になってしまうでしょう。エビデンスの前に私たち鍼灸師が大事にしなければいけないことがあります。それはツボの再現性です。

鍼灸は、ツボに始まりツボに終わる医術だと言えるでしょう。誤解を恐れずに言えば、経絡を知らなくても、正確なツボが取れれば治療が成立してしまいます。その反対は成り立ちません。経絡を熟知していても、正確なツボが取れなければ治療になりません。

正確な取穴（ツボ取り）は治療の再現性を決定する最重要因子です。そして、私が臨床において最も重視しているのが再現性です。効果があったりなかったりでは、医療の中で信頼を得ることは難しいでしょう。鍼灸師の地位は低いまま停滞し続けてしまいます。治効機序の解明も進みません。科学のメスを迎え入れるためにも、重要なのは再現性です。

臨床家が注力すべきは「そのツボに鍼をすると何が起こるのか」を蓄積していくことです。そのために必要なのは、ツボの位置と大きさを正確に把握していることです。ただ、鍼灸師はそれぞれ自分の「ツボ観」に基づいてツボ探しをしているため、正確なツボが一つにまとまっているわけではありません。そこで「再現性」をキーワードにして、正確なツボとは何かを模索してみようと思います。

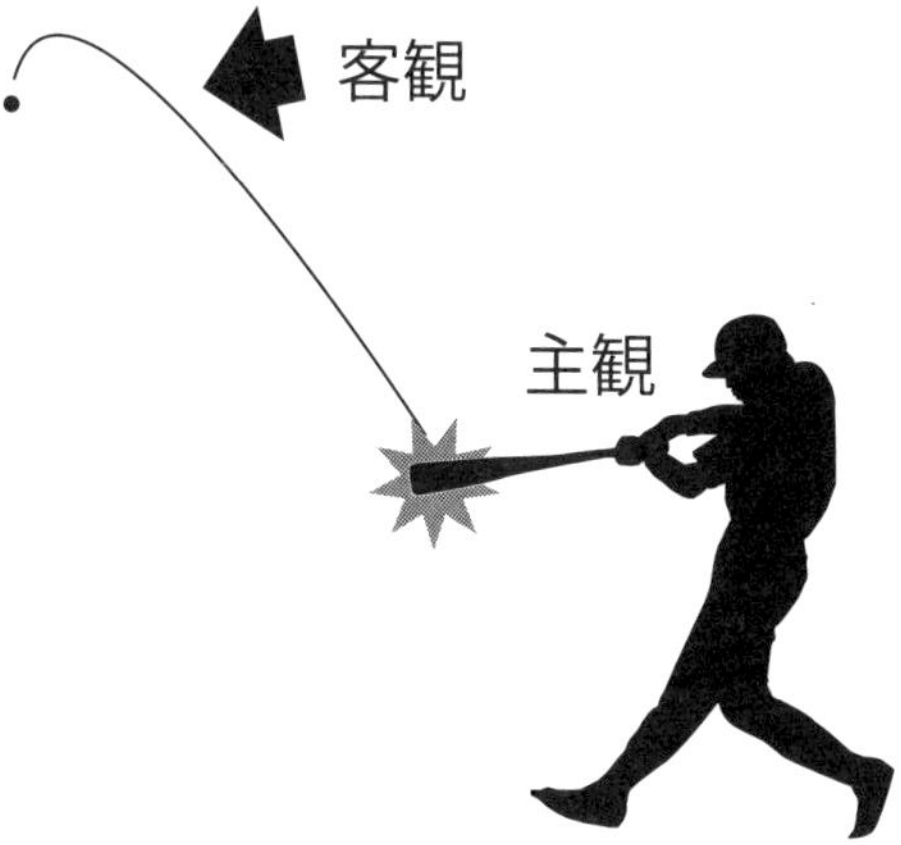

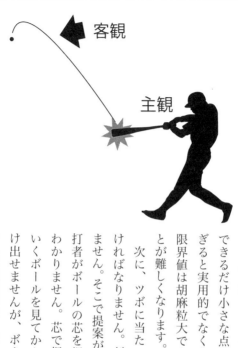

たとえば、「ツボは動く」と考えている鍼灸師がいます。臨床上は正解であっても、ツボの位置が一定でなければ、再現性を検証しようにもスタートできません。再現性を主張しようと思うなら、ツボは固定点でなければなりません。それも、できるだけ小さな点である方が有利です。とはいえ、小さすぎると実用的でなくなってしまいます。私が考えるサイズの限界値は胡麻粒大です。これより小さいと鍼や灸を当てることが難しくなります。

次に、ツボに当たったことを判定する方法について考えなければなりません。刺鍼部位を注視していても答えは得られません。そこで提案があります。野球をイメージしてください。打者がボールの芯を捉えると手応えでわかりますが、他者はわかりません。芯で捉えたことを他者がわかるのは、飛んでいくボールを見てからです。打者の手応えは主観の域から抜け出せませんが、ボールが描く軌道はジャストミートを証明する客観的事実となります。

鍼灸に話を戻すと、術者がツボを捉えたと感じても、それは主観でしかありません。ツボを捉えた証拠にはなりません。

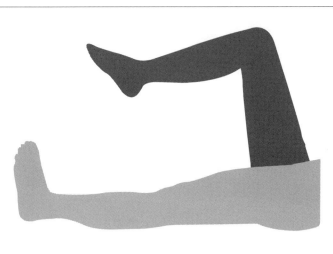

証拠を蔑ろにすれば、鍼灸は「言ったもん勝ち」の世界になってしまいます。臨床30年の鍼灸師が「ここがツボ！」と言えば、後に続く者は従わざるを得ません。主観をいくらつなぎ合わせても医学にはなりません。

医学であるならば、客観的にツボの位置を判定できる方法が必要です。野球では、ボールの軌道を読めばミートの瞬間を判定できるように、鍼灸でも「ボールの軌道」に代わる何かが必要です。

その一つとして、関節可動域が相応しいと考えています。ツボの効果を「動き」によって判定する方法です。視覚化（映像化）されるので、誰もがその場で判定できます。これまでの鍼灸は経絡を主軸としているため、「流れ」を脈診などで評価するものでした。こうした方法は、指で得た情報を共有することが困難であり、その評価も主観の域から抜け出せません。

私の実践と研究によれば、ツボは動作における起点としての役割があります。従来の鍼灸にはない考え方ですが、伝統ある鍼灸理論を否定するものではありません。古典的な臓腑観と照合させても矛盾は生じません。

6 経絡は鍼灸学のオープンソース

本項では、経絡がなぜこれほど鍼灸の世界で一般化され、スタンダードになり得たのかを考えてみます。考えるにあたり、前提条件があります。それは、経絡には実態がなく、その存在を証明できる者が未だにいないということです。鍼灸を学ぶということは、経絡を「ある」と仮定した世界を承認するという意味を合わせ持ちます。

私は、経絡に対してニュートラルな姿勢で向き合っています。信仰することもありませんし、否定することもありません。鍼灸学にとって経絡が果たしている役割と、鍼灸師にとって経絡にどんな価値があるのか、冷静に見ようと努めています。経絡を盲信することも否定することも、鍼灸の未来にマイナスであると考えています。

臨床において経絡よりも経穴が重要であったという話を「3　経絡が先か、経穴が先か」で書いたように、鍼灸の実践で最重要なのは穴（ツボ）だと考えています。鍼灸が点に作用させるツールであることを考えてみても、線である経絡より点である穴を優先して考えるべきです。

こうして考えると、経絡は刺激のターゲットとしての意味は低く、別の目的でデザインされたものだと考えています。

私は、穴(ツボ)を分類し整理するために経絡を描いたのだと考えています。このように考えるには「経絡より経穴が先に実用化されていた」という前提が必要です。一般的には、経絡が先にあり、その走行上に穴が発見されたと考えられていますので、そうした立場から読むと違和感があるかもしれません。臨床上有効な穴が、ある時期に爆発的に見つかったとしましょう。数が急激に増え、点々バラバラになっていたら不便です。分類して整理した方が運用がラクになります。この時、いくつかの分類方法があります。1つはエリア分けする方法です。手にある穴、足にある穴、頭にある穴……といった具合に。他にも、形状で分類する方法や作用で分類する方法が思い付きます。

ある時、誰かが経絡（経脈）で分類することを提案したのでしょう。画期的だと思うのは、穴を縦線で結んで整理したことです。しかも、月の数と同じ12の線を使っています。そうなると、気になるのはツボの数です。360穴くらいですから、1年の日数とほぼ一致しています。これを偶然と考えることはできません。数合わせのために増やしたり減らしたりがあったと考えておくべきでしょう。

このように経絡（正確に言えば「経脈」）を人体に描くことで、「穴」の帰属ルールが定まり、同時に「経穴」としての役割が生まれたのです。これだけでも十分な価値があるのですが、12のラインを内臓機能と結びつけたところは、奇跡的な仕事だと言うしかありません。

こうして内臓機能を調整する際の穴選びの拠り所が出来たわけです。しかし、この説明だけでは、多くの医家に支持されてきた理由を十分に説明できていないと思います。経絡とそこに配属された経穴、つまり経絡経穴が普及しスタンダードになったのは、もう一つの理由があります。

それは、ビジュアル化に成功したことです。誰もが知っている経絡経穴図。一般人でも、あれを見た瞬間に、ツボとツボは何かの関係で連なっていることを知り、鍼灸には理論的なバックボーンがあることを察することができます。鍼灸院に置かれた経絡経穴図や経絡経穴模型は、そういった無限のメッセ

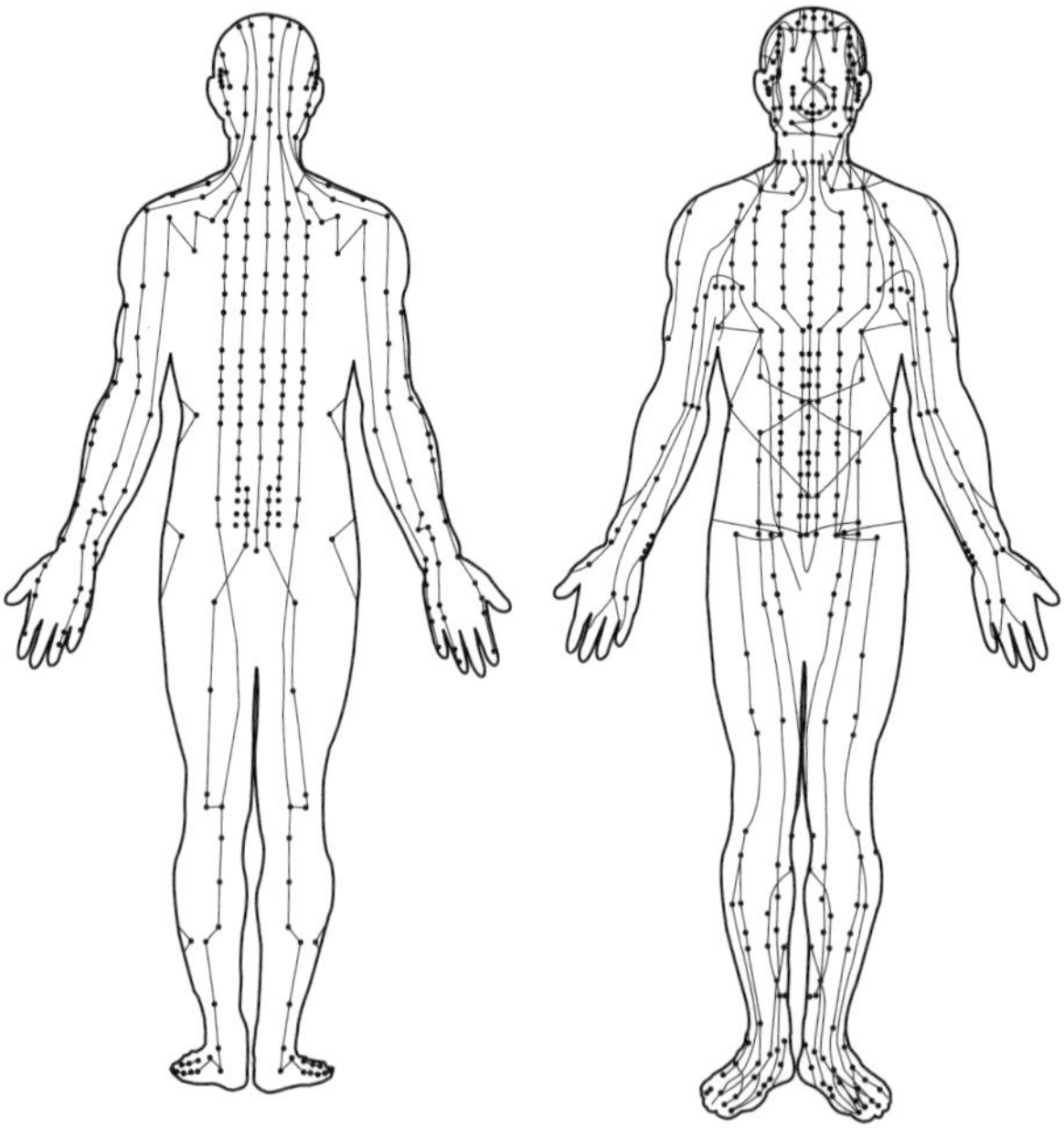

ージを発しています。

当たり前になりすぎているので気がつきにくいのですが、鍼灸理論をこれほどシンプルに視覚化したことは、大きな発明です。経絡経穴が整理された時代、鍼灸学が一つの学問であったとは限りません。各流派が主流の座を勝ち取ろうとしてしのぎを削っていたかもしれません。そうであったならば、経絡経穴をビジュアル的に成功させた学派がプレゼンに勝利したと考えてみるのも面白いです。ただ、整然としすぎていて、キレイすぎることが気になるのは私だけでしょうか。

今の時代、この経絡経穴図を利用するのに、ライセンス料を支払う必要はありません。作者も特定できませんから、オープンソースのように扱われています。

ＩＴ技術者に無償で公開されているソフトウェアの設計図はオープンソースと言われていて、誰でも自由に使え、改良したり再配布することもできます。経絡もライセンス料を誰かに支払うことなく自由に使えるところが全く同じです。アレンジを加えても罪に問われることもありません。

このように経絡は良いことずくめですが、本来のオープンソースと同様に補償がないことが最大のデメリットです。経絡の通りに施術をして効果がなかったとしても、責任をとってくれる人はいません。経絡は自己責任で使わなければいけません。

いずれにせよ、このオープンソースがなかったら、鍼灸はどこかの時代で消滅していた可能性があります。今後、鍼灸を後世に伝えていくためにも、経絡は不可欠でしょう。ただ、そのいっぽうで経絡を無条件に何の疑いもなく受け入れてしまうと、新しい時代を切り開くことはできません。経絡を忘れ、素のままの穴に向き合う時間も必要なのです。

7 経絡はなぜ信じられているのか

鍼灸学は、「経絡経穴学に始まり、経絡経穴学に終わる」と言っても過言ではありません。経絡経穴学は簡単に言えばツボ学です。経絡とは、ツボとツボを結ぶラインで、経穴とはツボのことです。経絡と経穴は、鍼灸のルーツに深く関わり、身体の状態を判断する時の拠り所になるものです。

最初に前置きしておきたいことは、経絡が人工的に設定されたものであることです。人体の構造を解き明かしたものではないのです。しかし、不思議なことに、「経絡は存在している」と多くの人に信じられています。専門家である鍼灸師の中にも存在を信じて疑わない人がいます。

「経絡は人工的につくられたもの」ということに異論を唱える余地はありません。歴史を紐解けば、経絡がツボを分類するために創案されたものであることを知ることができます。重要な歴史的事実が、教育の中で十分に取り上げられていないのです。見ることも触ることもできない経絡がまるで存在するかのように扱われているので、違和感や不信感を抱く学生も大勢います。彼らの感覚は間違っていません。同時に、信じたくなる気持ちもわかります。なぜなら、経絡経穴図が示すビジュアルには、信じたくなるだけの魅力があるのです。

あなたが経絡を正しく理解したいと思うなら、こう考えてください。「ツボを合理的に運用するために考案された補助線である」と。これがあることで問題が整理され解決しやすくなります。数学の図形の問題を解く際に書き込む補助線と同じです。もし、「経絡とツボ、どちらが大切か？」と問われたら、

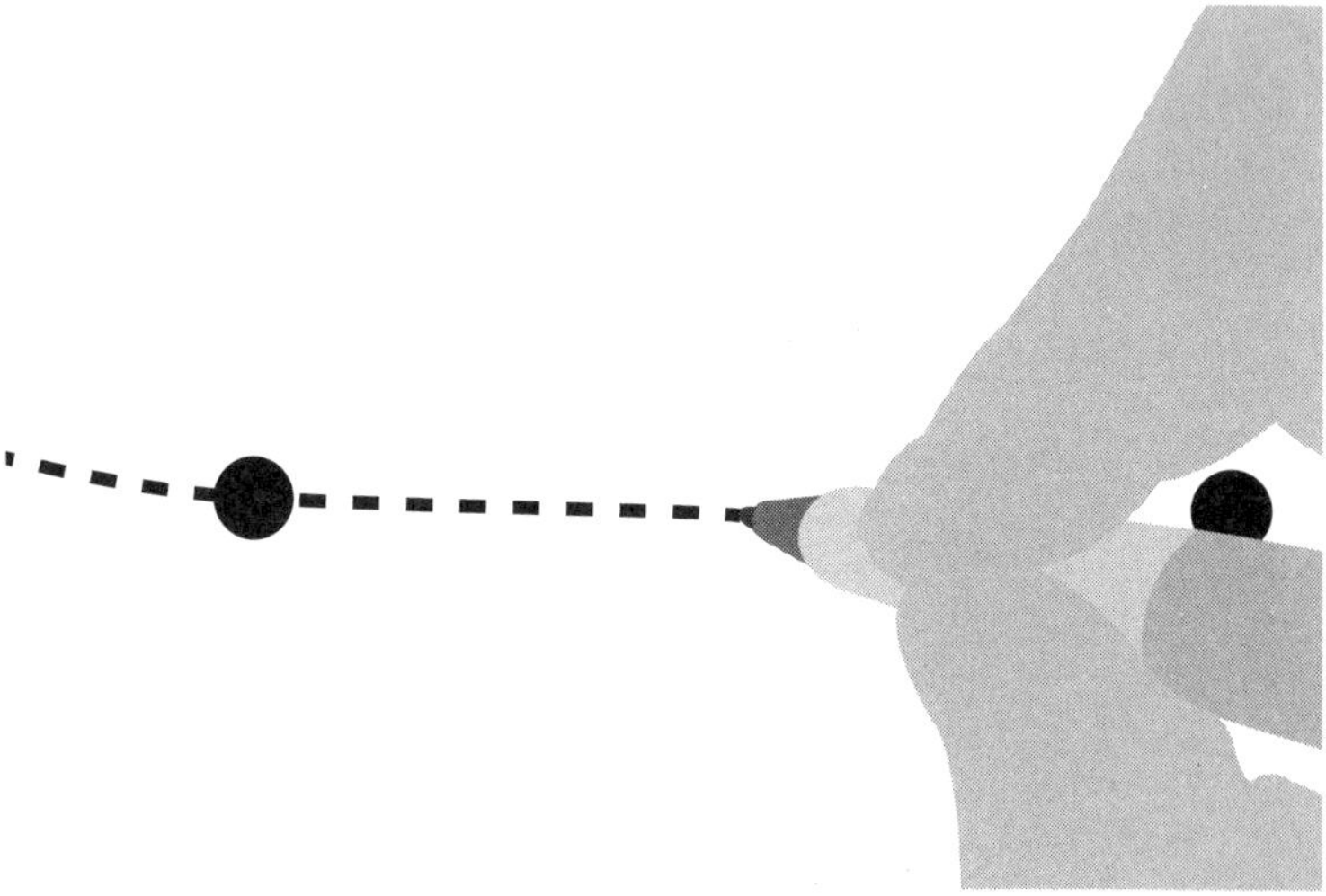

「ツボ」と即答します。経絡は、あくまでツボの効果を最大化しようと生まれた架空線だからです。

さらに、「経穴」という呼び方も見直さなければなりません。なぜなら、経絡上にあるから経穴と言われているわけです。経絡に縛られずにツボの事を考えるには、「ツボ」と表現しなければなりません。

さて、ここで経絡がどのようなものなのか、簡単に説明します。

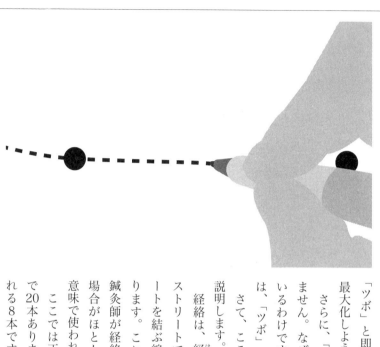

経絡は、経《けい》と絡《らく》から成り立っています。経はメインストリートで、絡はメインストリートとメインストリートを結ぶ線や小道のことです。経脈という言葉もあります。これは、メインストリートのみを指します。鍼灸師が経絡という言葉を使う時、経脈を指している場合がほとんどです。つまり、経絡と経脈はほぼ同じ意味で使われています。

ここでは正確な言い方をしましょう。経脈は、全部で20本あります。正経と言われる12本と、奇経と言われる8本です。その中で、正経の12本は特別な意味を

奇経（8）

督脈　陰維脈
任脈　陽維脈
衝脈　陰蹻脈
帯脈　陽蹻脈

正経（12）

手太陰肺経　足太陽膀胱経
手陽明大腸経　足少陰腎経
足陽明胃経　手厥陰心包経
足太陰脾経　手少陽三焦経
手少陰心経　足少陽胆経
手太陽小腸経　足厥陰肝経

持ちます。それぞれ、内臓と関連付けられているからです。1つ1つに内臓の名前が付けられています。たとえば「手太陰肺経」というふうに。これらの経脈で12の臓腑が整えられます。

臓腑は12もあったのか、と思う人は鋭い人です。一般的に、五臓五腑で10の臓腑です。肝、心、脾、肺、腎の五臓に、胆、小腸、胃、大腸、膀胱の五腑です。これらに謎の臓である心包と謎の腑である三焦が加えられ、12となります。

次に、奇経です。奇経は直接臓腑と関係することはありません。奇経の中で特別な存在感を示しているのは任脈と督脈です。これらは正中線上にあって、身体の前が任脈、後ろが督脈です。

12と正経と2つの奇経には、特有のツボが配属されています。つまり、ツボはどこかの経脈に所属しています。経脈に属しているツボを経穴といいます。穴とはツボのことです。属していないツボは特効穴などといわれています。この特効穴が多く存在しているのです。そして、大きな成果をもたらす場合がとても多いのです。臨床では、特効穴は認めざるを得ず、鍼灸治療の効果は経絡だけで説明しきれるものではありません。

経絡経穴は鍼灸のルーツとして重要な理論ではありますが、「理論の一つに位置づけるべき」というのが私の考えです。経絡があるかないかと考えることに意味はなく、ただ経絡は重要な理論の一つである、と考えればよいのです。経絡経穴の限界を認めることが、鍼灸の発展を促進すると信じています。

歴史や成り立ちを知れば、経絡は存在するものでなく、理論であることは明白です。にも関わらず、経絡が信じられてしまうのは、教育の問題が大きいでしょう。経絡経穴が定められていく歴史に詳しく触れることがありません。「こういうものだ」として話が始まってしまうため、「こういうものか」と受け入れて進めていく他ありません。考える機会を与えられることなく、国家試験に向かって歩んでゆくのです。だから思います。鍼灸師になってからも、経絡経穴の意義をゆっくり考える時間は必要です。

8 鍼灸は伝統医学ではない

鍼灸は長年の試行錯誤が集積された経験医学であると誤解されています。鍼灸師も例外ではありません。私たちが行っているのは、数千年の叡智に基づく伝統医学ではないのです。

そもそも、鍼灸はどこで誰が始めたのでしょうか。詳しい起源は分かっていませんが、中国で発祥したということは、歴史研究から言って間違いないでしょう。中国で発掘された医書で最も古いのは、馬王堆漢墓医書です。今から2200年ほど前の墓から、数多くの医書が出てきたのです。発掘調査が行われたのは1972～74年ですから、それほど昔のことでありません。それ以前は、別の医書が最古だと思われていたのです。

古い書物が見つかったからといって、伝統を延長させるのは都合がよい話です。伝統は途絶えることなく世代を経由して来なければいけません。少なくとも私はそう考えます。この他、歴史を紐解いていくと、中国医学の伝承は、明らかに何度も途絶えています。連続性がありません。

ですから、「鍼灸は中国4000年の歴史が培った経験医学」とは言えません。3000年でも怪しいです。では、2000年前はどうでしょうか。実は、約2000年前が鍼灸医学の重要な起点になっています。この時代の書物がベースとなって鍼灸理論が生まれました。現在でも鍼灸師のバイブル的な存在となっています。

それが『黄帝内経』です。この『黄帝内経』の中には、『素問』『霊枢』『明堂』『太素』があります。

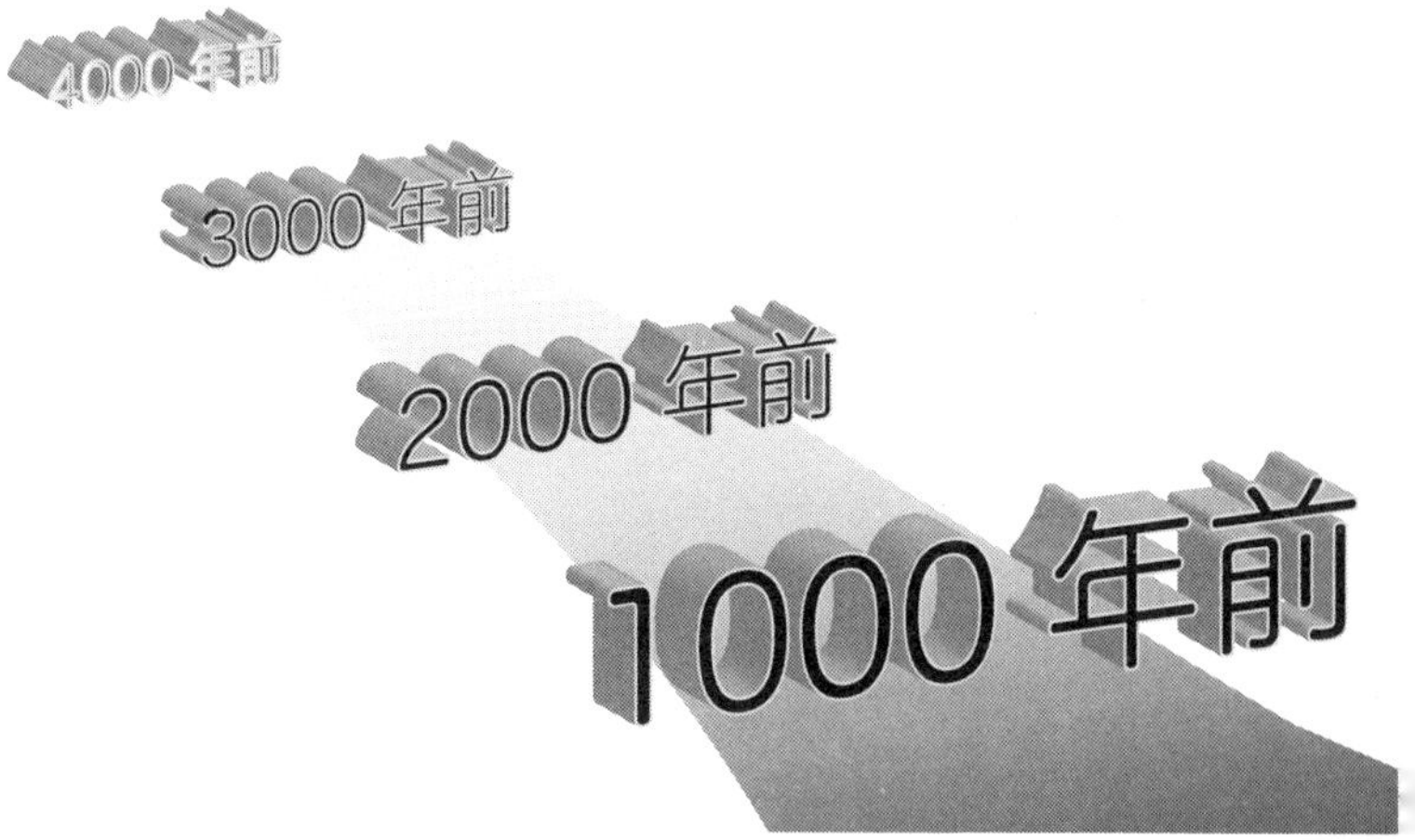

『太素』以外は、約２０００年前に書かれました。この中でも、『素問』と『霊枢』が有名です。その理由は、『明堂』と『太素』は一度歴史の中から姿を消しているからです。日本には、遣唐使によってもたらされましたが、中国では完全に失われてしまっていたのです。日本でも歴史の中に埋もれ、再び光を浴びたのは江戸時代の後期です。

『明堂』は、経絡経穴学の原典と言われている医書です。これほど重要なものが鍼灸の長い歴史の中で影を潜めていたことは見過ごすことができない事実です。歴史を紐解けば、医書が脈々を受け継がれていないことを知ることになります。そして、歴代の鍼灸家の経験が積み重なって現在の鍼灸学に到達した、と考えることはできなくなります。

発祥と歴史を静観すれば、「２０００年以上の経験が集積された医学」とは言えなくなります。何千年も受け継がれてきた技術だとは言えません。伝統医学の定義の仕方もあるでしょうが、少なくとも、手から手へ

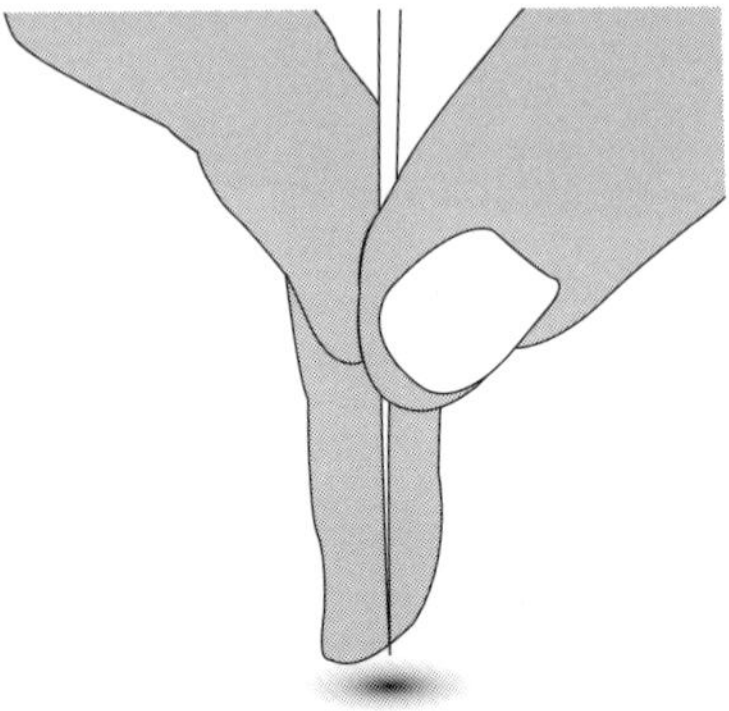

と受け継がれてきたものではないのです。
伝統があると言っても、日本では多く見積もって数百年です。江戸時代に鍼灸が目覚ましい発展を遂げています。それから、鍼灸にとっては暗黒の時代に入ります。西洋医学の波に飲み込まれ、ひっそりと生き延びてきました。排他的な人が使う論法は、いつも「科学的に効果が証明できない」でした。鍼灸が瀕死の状態になった時に、救ってきたのは科学的な態度で説明に挑んだ鍼灸家でした。もし、「伝統があるから有効なんだ」と反論しても、時の権力に弾かれてしまったかもしれません。
科学的な姿勢が伝統をつくると信じています。

科学と伝統は、互いを否定し合うものでも、対比されるものではなく、母子のような関係です。「古代の医書に記されていることは科学とは言えない」と思うかもしれませんが、当時の叡智で科学的姿勢を取っていたと思うのです。いつの時代でも、医学には偏りのない論が必要ですから。人体の中を観る術がなかった時代に、自然現象と照合させるように人体の構造を説いた古代人の智恵は称えなければなりません。

鍼灸が継承され、次の世代に受け継がれるために必要なのは科学的姿勢です。その姿勢を貫く誰がいるからこそ、そこに伝統が生まれるのです。伝統にできるかどうかは、私たち次第です。

9 ツボで病気や怪我が治るのか

テレビや雑誌で紹介されるツボ。ネットで検索しても「○○に効く」という話は無数に出てきます。その通りに、頭痛や耳鳴りが治ってしまうのでしょうか。治ればよいのですが、現実はそれほど簡単ではありません。実際に試して、「期待したほどの効果がない」、とがっかりするケースは多々あるのではないでしょうか。

プロである鍼灸師は、鍼や灸を使ってツボを刺激します。家庭で鍼は使えないので、指圧するか温灸（直接皮膚に火が触れないお灸）をすることになるでしょう。指圧や温灸は気持ちよく、皮膚や筋肉の緊張が和らぎます。その結果、改善する症状はたくさんあります。たとえば、肩こりや腰痛です。ですから指圧や温灸の効果はあると言えます。ただし、それがツボの効果であるとは言えません。肩こりや腰痛が改善したのは、患部の筋肉に対する温熱効果やマッサージ効果だと考えることもできるからです。

ツボの効果であるとするならば、温熱刺激やマッサージには見られないツボ特有の効果が必要です。では、ツボ特有の効果とは何でしょうか。私が考えるツボ特有の効果とは遠隔効果です。刺激点とは異なるところに、効果を届けることができるのがツボです。

もし、局所的な効果を期待するのであれば、あえてツボを選ぶ必要はありません。もっと言えば、鍼や灸を使う必要もありません。局所効果を超えた効果こそツボの効果です。たとえば、肩こりの治療では、肩を刺激せずとも肩こりを解消できます。逆に言えば、そうでなければツボを利用しているとは言

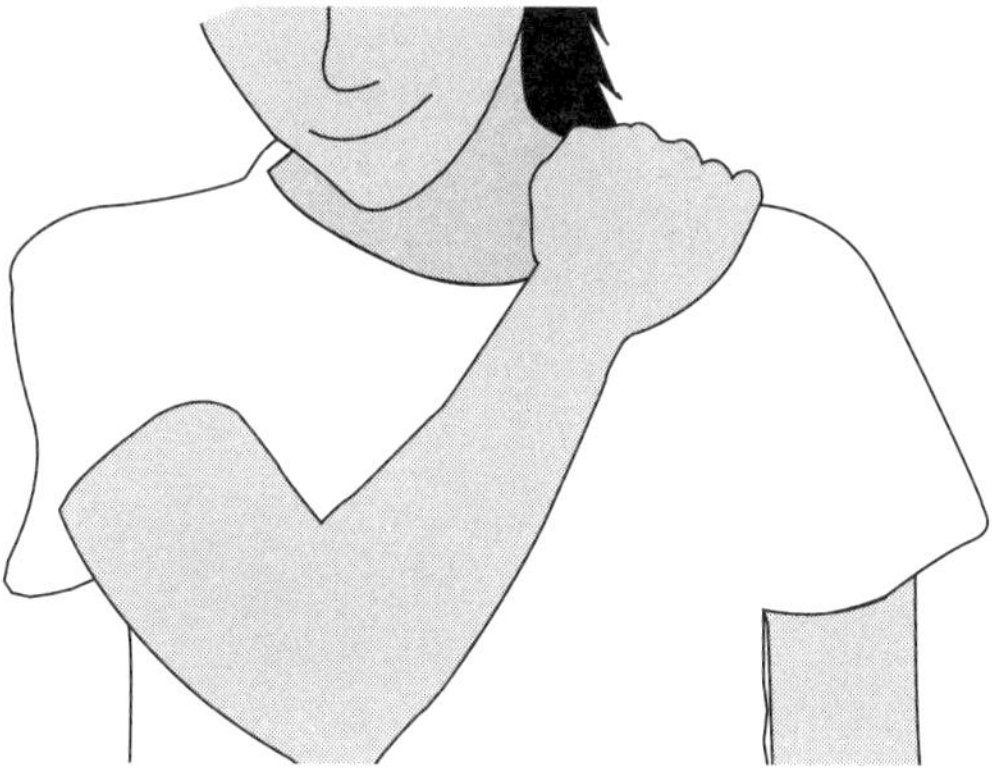

えません。

では、ツボはどれくらいの効果を発揮するのでしょうか。病気や怪我も治ってしまうのでしょうか。ここで大事な現実をお伝えしますと、わずかでもポイントを外すと効果がありません。鍼灸師の腕次第です。腕次第で病気や怪我に対応できます。時には、期待をはるかに超えることができます。

腕の差はツボ選びと刺鍼の精度に表れます。誰に対しても効く万能のツボなどありません。患者さん一人一人に合わせたツボを選べる目が必要です。そして、選んだツボに正確に当てられる手が必要です。鍼灸師の腕は5段階評価では足りないくらい差が出てしまいます。10段階でも足りません。

誤解されないように補足します。ツボで何でも治るわけではありません。治らないものがたくさんあります。逆も言えます。病院の治療も万能ではありません。不得意とする症状はたくさんあります。そんな症状にツボが役立つことがたくさんあります。その事実は伝

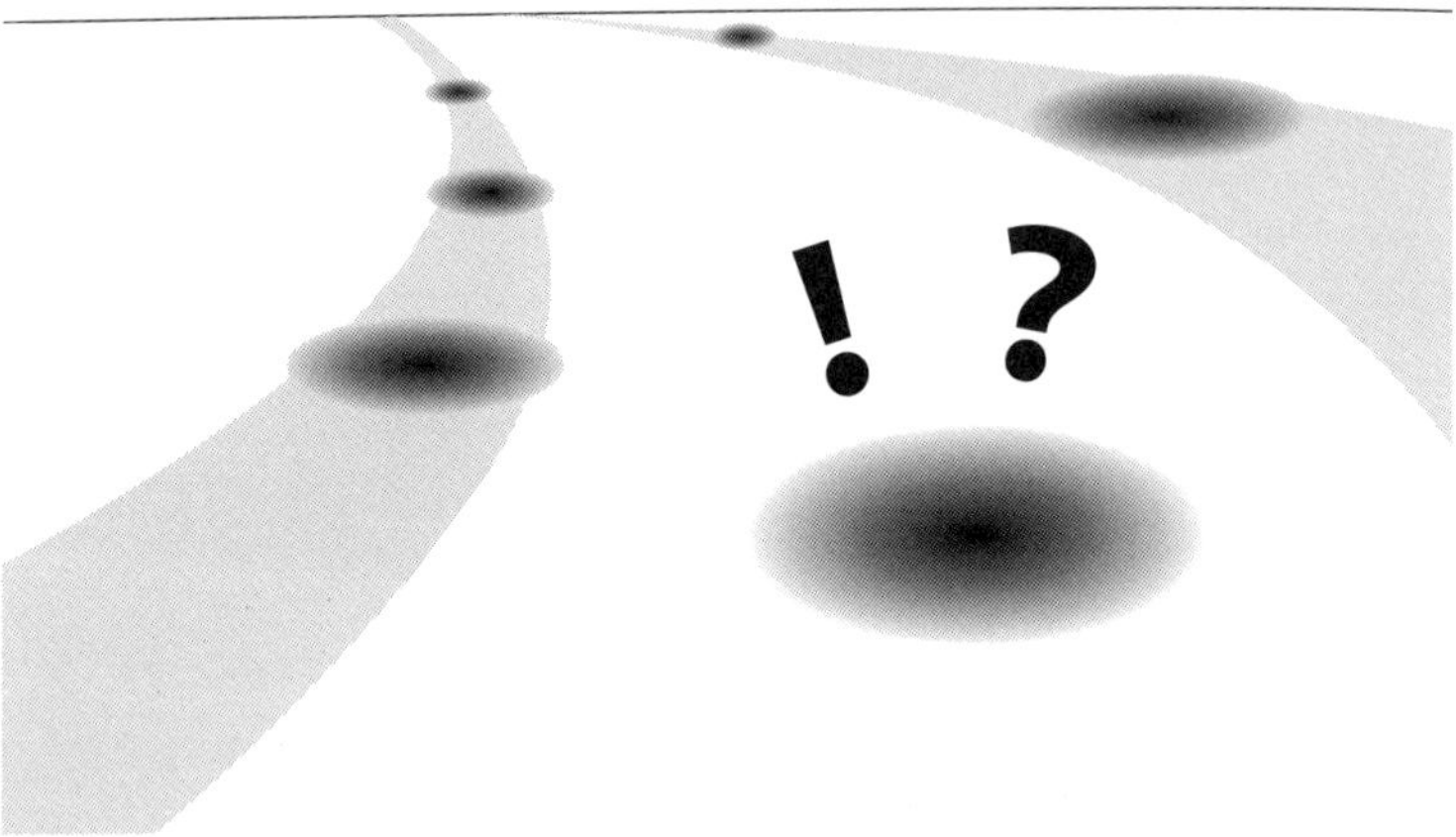

えなければなりません。
鍼灸の可能性をさらに引き出すには、理論を見直す必要があるように思います。理論は既に2000年以上前に完成していると主張する人もいます。確かに、相当高いレベルにあったことが古典から想像できます。しかし、崇拝してはいけません。してよいのはリスペクトです。敬意を払う気持ちを忘れなければ批判してもよいのです。理解できないところは素直に認め、現代のテクノロジーを借りて積極的に再構築すべきです。
特に経絡については再考すべき点が多々あります。理論がキレイすぎて現実に見合わない点が多く見られます。実際の臨床では、経絡で説明ができない現象も多く、経絡から外れたツボに大きな効果が見られるケースも一例や二例ではありません。昔の人もそのことに気が付いていました。そこで「特効穴」と名付けました。「経絡上にないのに特別な効果があるツボ」という意味です。
特効穴を使う時、背景に理論はありません。しかし、特効穴も数が集まれば、そこに法則性が見つかるかもしれません。そうやって見つかったのが張力理論です。経絡とは別の理論を構築できたのです。この『ツボがある本当の意味』によって、新しい理論の幕開けを宣言し、議論を巻き起こすきっかけにしたいと思っています。

10 世界初！ ツボのデータベース

ツボで実際にどのような症状が治ったり改善したりしているのか、ここで挙げたらきりがありません。私の経験の範囲で話してしまったら可能性を縮めてしまいます。鍼灸の可能性を客観的に示す方法はないだろうかと、ずっと考えていました。そして思い付いたのが、ウェブで全国の症例を集めて公開する仕組みです。構想に3年を費やしシステム構築に1年を費やしました。２０１８年の秋に試験運用を開始し、２０１９年から本格的な運用が開始されています。

鍼灸の流儀はさまざまですから、鍼灸師なら誰でも使えるものではありません。重視したのは統一性です。勝手ながら、私が代表を務める学術団体の「整動協会」で規格を定めました。ツボの位置もミリ単位で同意を得ています。理論構築、教育、臨床の３つが揃って実現しました。

たくさんの症例を一箇所に集めることで、便利な症例集が出来上がります。自分の悩みを検索すると、鍼灸で治る可能性を症例から読み取ることができます。症状とツボを紐付けしているので、ツボを検索すると、どんな症状に使われているのを知ることができます。

実際の臨床に基づくウェブ上のツボ辞典は世界初です。ボリュームが増えることで、その価値は高くなっていきます。執筆時点で集まっている症例は７００ほど。２０１９年には間違いなく１０００を超えるでしょう。規格の問題で「鍼灸師なら誰でもどうぞ」とは言えませんが、多くの鍼灸師を巻き込んでいきたいと考えています。

TSUBO NET
ツボネット

ツボネットは、患者さんに対しては鍼灸院選びのお手伝いができます。鍼灸師にとっては、得意とする症状の患者さんが集まりやすくなります。患者さんと鍼灸師のマッチングサイトとしての機能を持ちます。

ツボネットを拡大させていくには、技術の標準化が必要です。言葉にするのは簡単ですが実現させようと思ったらたいへんなことです。

誰もが効果を出そうとしてベストだと思う方法を選んでいるわけですから、簡単に曲げたくはありません。標準化に賛同してもらおうと思ったら、圧倒的な成果が得られる方法を提案しなければなりません。そして何より重要なのが再現性です。いくら効果が高いと認められても名人芸では普及しません。マネできる、つまり再現できる必要があるのです。

さらにいえば、その技術に科学的根拠が伴っている必要があります。仮に、鍼灸業界で認められたとしても、医療の中でポジション（役割）を得るには、科学的に説明できる必要があります。つまり、同時に3つのことを満たす必要があります。

①高い効果
②再現性
③科学的根拠

③は鍼灸師だけでは難しいので、医師や研究者の協力が不可欠です。こうした環境を整えるために、医師と共同で日本鍼治療標準化学会を立ち上げました。個人で活動することも大事ですが、まとまることも大事です。日本の鍼灸をまとめてブランド化することができれば、世界に輸出することもできます。日本で育った鍼治療が世界で役に立っている様子を想像したらワクワクしませんか。

第2章

知られざる奇穴のヒミツ

1 経絡から外れたツボがある理由

会宗、外丘、豊隆、そして委陽。これらの穴（ツボ）に違和感を抱いたことはないでしょうか。それぞれ、経脈から横にはみ出るような位置にあるという共通点があります。不自然な位置にあると思うか、そういうものだと思うかは分かれると思いますが、私は前者です。この不自然の裏には事情があると考えています。

第1章の「2 経絡の方向性を信じていますか？」では経絡が血管系の観察から始まり神経系が反映されるようにデザインされたという話を展開しました。経絡の原型は血管系でそのルートは「流注」と呼ばれています。全身に気血を巡らせる環流システムですから、流れの方向性が重要です。経絡を重視すればするほど、冒頭で挙げた諸々の穴に抱く違和感も強くなります。なぜなら、流れが正常に保たれるには、滑らかなルートが必要だからです。ルートが突然蛇行してしまったら、流れの勢いは失われ、そこには澱みが出来てしまいます。そんなリスクを背負ってまで、ルートから外れた位置に穴があるのはなぜでしょうか。

「経絡は人工的にデザインされたもの」という経緯に基づいて考えれば、わざわざ、流注に悪影響を及ぼしかねない位置に穴があるのは、重要な意図や事情があったとしか思えません。「なぜだろう……」と想いを馳せると見えてくることがあります。

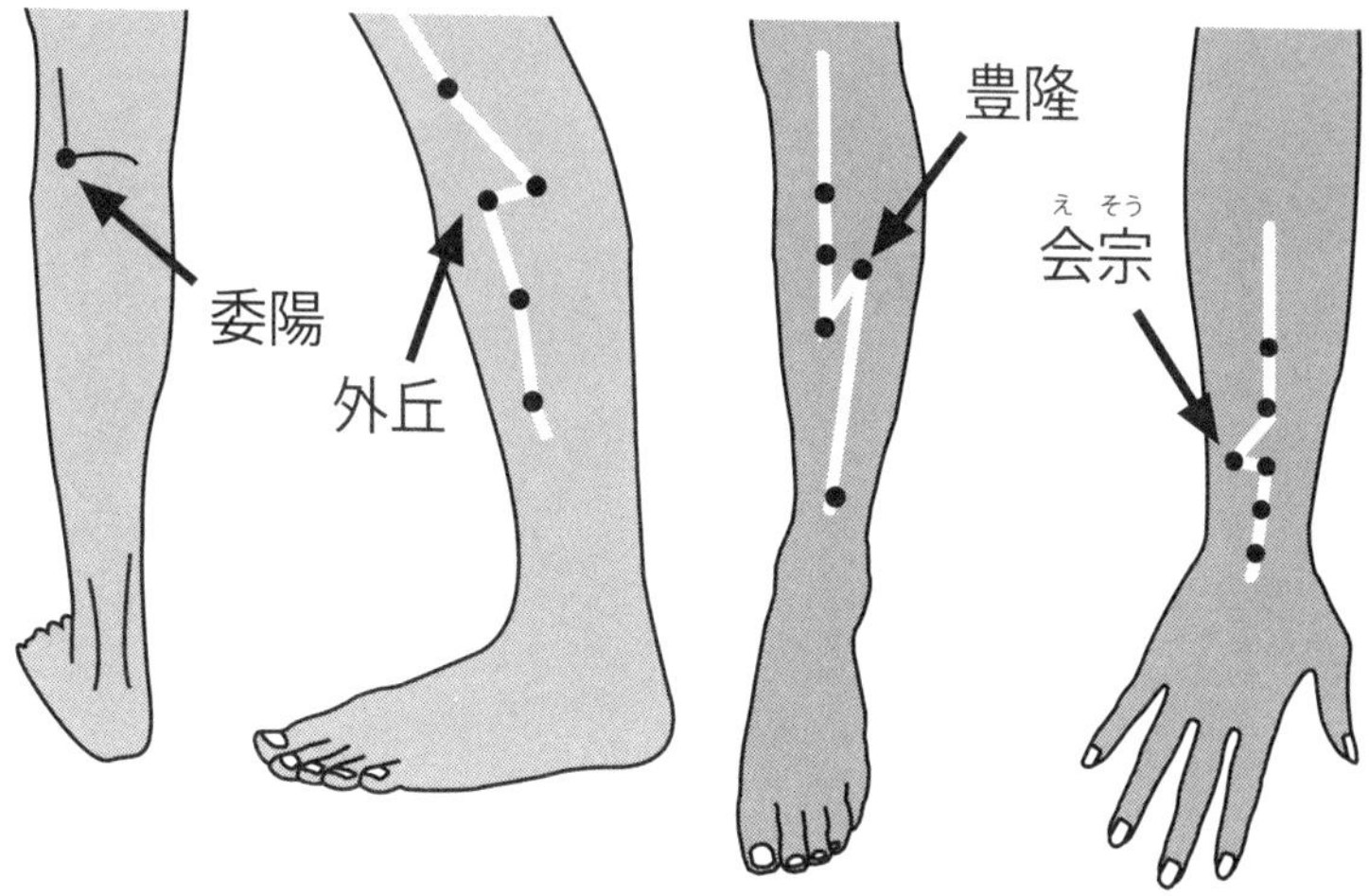

ルートを屈折させることは流注のデザイン性を考えるとマイナスでしかありません。にも関わらずツボを設置したのは、それらの穴に著しい効能があることを認識していたからでしょう。そのように考えるのが自然です。経絡図は流注のデザイン性を重視する派閥と実用性を重視する派閥が衝突し、妥協案から生まれたものかもしれません。

ルートから外れたツボの意味を考えても、実用化されていた穴を整理するために経絡がデザインされたとする方が自然に思えます。経絡をデザインするにあたって、暦と重ね合わせ12に分類したことは想像に難くありません。特筆すべき特徴は、その12が順番につなぎ合わされて環流していることです。「経」で主たる理論を構築し、さらに緻密なシステムを目指し、「絡」を所々に設置することで冗長性を持たせています。「絡」のおかげで、例外的な現象を都合よく説明できます。

実用的でありながら視覚的に理解しやすい水系モデルが完成したことにより、鍼灸理論の流布が効率的に

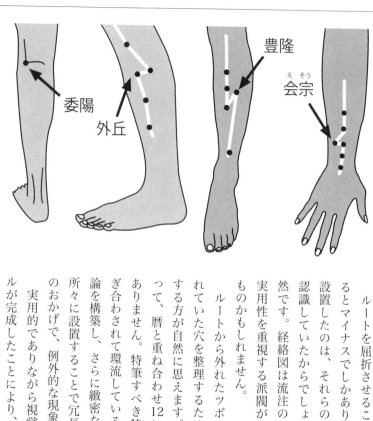

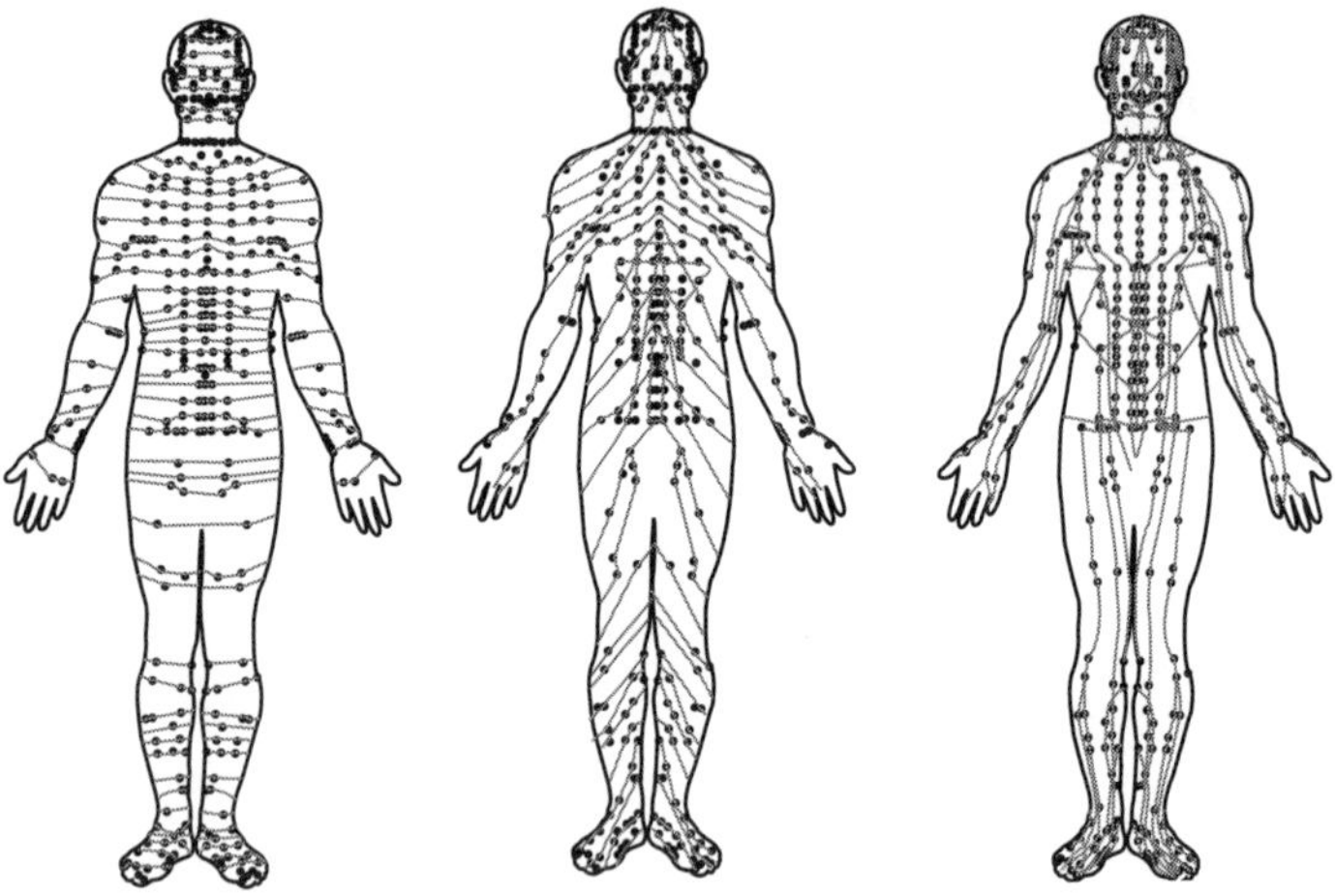

できるようになったと考えられます。あくまでも、理論の美しさと実践での実用性の間でデザインされた水系モデルです。ですから、実際の現象と合致しない事態に出会うのは仕方のないことで、私たちはそこを承知しながら鍼灸学に向き合う必要があります。経絡が人体の真実を語ることはありません。経絡は「人体をこのように見ましょうね」と人体構造を単純化するためのフィルターです。

経絡成立の陰に、コンペに敗れたデザインがあったとしても不思議ではありません。私たちが知るものとは違う経絡が、歴史の闇に葬られてしまった可能性があります。第二、第三の経絡に想いを馳せると鍼灸学をより深く感じることができます。

「経絡の有無」が議論された時代もありましたが、誰も実体に迫ることはできませんでした。それを残念に思う必要はありません。そもそも、経絡は人工的にデザインされた仮想モデルだからです。実際の現象との差違は明らかにあります。完全無欠なデザインとはい

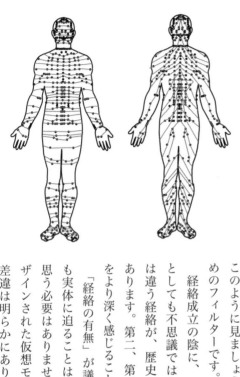

えません。

だからと言って、経絡の価値が消えるわけではありません。家電製品にしても自動車にしても、完全無欠のデザインはどこにもありません。用途によって必要とされるデザインが異なりますし、好き嫌いもあります。経絡も当時の事情や用途に合わせながら、デザインされたものです。

私たち鍼灸家が忘れてはならないことは、経絡が水系モデルであることです。ですから、循環系に問題が生じた際に役立つようにデザインされたものである、という認識が必要です。神経系との整合性を加味しながら、消化器系と泌尿器系という一方向の（内容物）の移動も考慮されたものです。

経絡から見ると、筋肉系の扱いが明らかに希薄です。経絡がデザインされた当時、鍼灸に求められていたことは「少しでも長く生きたい」だったのでしょう。古典を眺めてみても「少しでも楽に動きたい」という筋肉系のニーズは表立っていません。長生きのために、生命活動の根源である臓腑を健やかにするため、そこに気血を運ぶ血管系が重視されたと考えられます。『黄帝内経』の編集を指図した組織や人物の意向が色濃く反映されたのでしょう。

話を最初に戻すと、会宗、外丘、豊隆、委陽は、実用性の高いツボでありながら、経絡デザインが生まれる前から使用され、臨床において重視されていたということが想像できるのです。ですから、これらの穴に対しては、経絡という枠に縛られることなく効能を追究する方がよいのです。

このように、デザインという視点から経絡経穴を眺めてみると、苦慮の痕跡を見つけることができます。経絡が科学的に正しいかどうかの議論は何も生み出しませんが、経絡のデザインに隠された意図や事情を議論することは、鍼灸の発展にとって重要であると信じています。

2　誰も知らない経絡のスキマ

中手骨の1―2間には合谷《ごうこく》、3―4間には労宮《ろうきゅう》、4―5間には少府《しょうふ》があります。中足骨の1―2間には太衝《たいしょう》、2―3間には陥谷《かんこく》、4―5間には足臨泣《あしりんきゅう》があります。しかし、中手骨2―3間、中足骨3―4間には経穴（経絡上のツボ）がありません。なぜでしょうか。

経絡は三陰三陽に分類されています。三陰とは、太陰、少陰、厥陰。三陽とは、太陽、少陽、陽明。手足（腕脚）に6本の経をバランスよく配置する必要があります。指は5本ですから、指と指の間は4つです。表と裏に3本ずつ配置するとピタリと収まりません。

配置の都合上、中手骨2―3間、中足骨3―4間に空きが出来てしまった、と考えるのが妥当でしょう。指一本は体積にしてみれば多くありませんが、身体活動さらには精神活動において極めて重要です。本来的には、配置の都合があったとしても軽んじるべきところではありません。経穴（経絡上のツボ）がなくともツボがあると考えるべきでしょう。奇穴（経絡外のツボ）が後世に設定されているのは、臨床的に重要な位置であることの証です。奇穴の存在は、経絡が未完の論であることを暗に物語っています。

鍼灸医学において、経絡は前提であり、存在の有無を議論することはタブーとされてきました。しかし、そもそも経絡とは物体ではありませんから、議論など必要ないのです。経絡はデザインでありシステムであることを認めれば、解決すべきものはありません。問題はただ一つ、上手に利用できるかどうかです。

「経絡を信じなくては鍼灸は始まらない」という思想は、鍼灸家を盲目的にし、鍼灸の可能性を閉ざ

本当にツボがない？

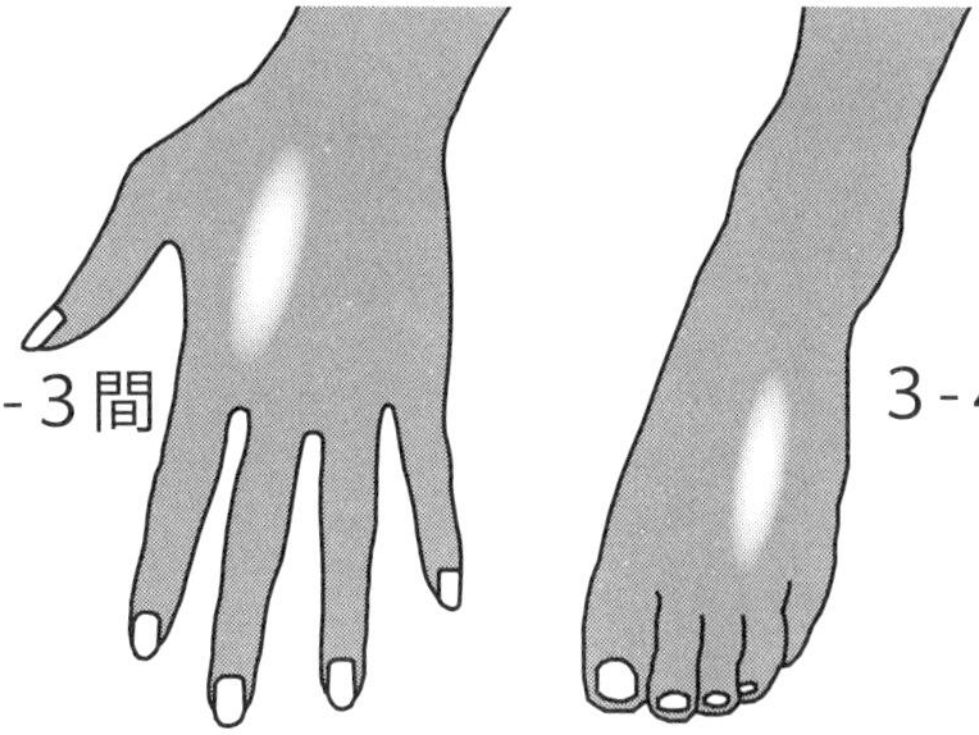

してしまいます。

臨床において大事なのは、ツボがもたらす変化を丹念に、そして素直に観察することです。

鍼灸理論は、観察した現象を整理し説明するために作ったものです。経絡も人為的に作られたものです。夢を壊すようですが、当時の官僚制や灌漑事業などの政治的事情が影響していても不思議ではありません。

そもそも完璧な理論などありませんから、経絡理論も矛盾も抱えています。理想と現実には距離があります。その間に可能性があるのです。探れば探るほど鍼灸が面白くなっていきます。

では、ここでツボと筋肉の関係を見てみましょう。筋肉と動きの関係を考えながら、中手骨2—3間に隠れている臨床的価値を探っていきましょう。

ここには背側骨間筋と掌側骨間筋があり、示指の手指の外転と内転に作用しています。ここに緊張が起こると、極端に言えば、第2指と第3指が一本のようになります。そして、肩関節の外旋が制限されてしまうのです。

実際にやって試してみましょう。ピンと伸ばした第2指と第3指をピタッとつけて肘を伸ばします。この状態で肩関節を外捻り（外旋）すると窮屈に感じます。次に、第2指を第3指から離しながら第2指を先行するように外捻りしてみましょう。先ほどより捻りやすいのがわかると思います。

このことから、中手骨2―3間に過緊張があると肩関節の外旋を制限することがわかります。結果として内旋を好む肩になります。また、肩が内旋していると頚は後屈が難しくなるため、前傾気味になります。すると、前に倒れた頭を引っ張り返そうとして僧帽筋が緊張します。その緊張は腰部の腰方形筋にも伝わっていきます。そして、腰痛の原因になることがあります。

腰痛の特効穴として有名な腰腿点。この1つが中手骨2―3間の間にあることを思い出してください。動きで考えると、腰痛に効果を示す理由が見えてくるのです。同様に、中足骨3―4間も動きで見ていくと、下腿の内旋方向との関わりが観察できます。身体構造から腓骨筋に作用し腓骨の動きが改善した結果と言えます。

このように、経絡のスキマには誰も知らないツボがたくさん眠っています。宝探しは始まったばかりです。

第3章

“動き”から
ツボを考える

1 古典が「動き」に触れなかった理由

鍼灸師として信じるべきは古典ではありません。臨床で目撃する事実であるべきです。だからといって、古典を否定することは誰にもできません。なぜなら、現代に鍼灸があるのは、古典のおかげだからです。継承されるだけの魅力や価値が古典になかったら鍼灸は途絶えていたはずです。

音楽の世界でクラシックが重んじられるように、鍼灸における古典も重要です。ただし、信仰の対象にしてはなりません。盲信すると新しい着想に蓋をかぶせてしまうことになります。ですから、柔軟な姿勢で古典に向き合う必要があります。

ポップスを歌うことがモーツァルトの否定ではないように、経絡に準拠しない鍼灸があっても古典を否定することにはなりません。むしろ、経絡を絶対視する鍼灸のあり方は発展を妨げます。最近、古典に馴染めない学生が増えているように感じます。鍼灸の原典と言える『黄帝内経』が世に出てから、すでに二千年以上もの月日が流れていますから、素直な感覚だと思います。

古典理論にはこじつけや矛盾が数多く含まれていることは周知の通りです。だからといって価値は下がりません。「古典とは未完成なものだ」と考えればよいのです。

ここからは、その未完成な部分に触れてみたいと思います。代表的なのは「動きの分析」に乏しいことです。運動器に関する記載のボリュームが物足りません。「そもそも鍼灸は内科である」と言うこともできますが、鍼灸のポテンシャルを考えると、そうした枠で考えられません。動物である人間は、植

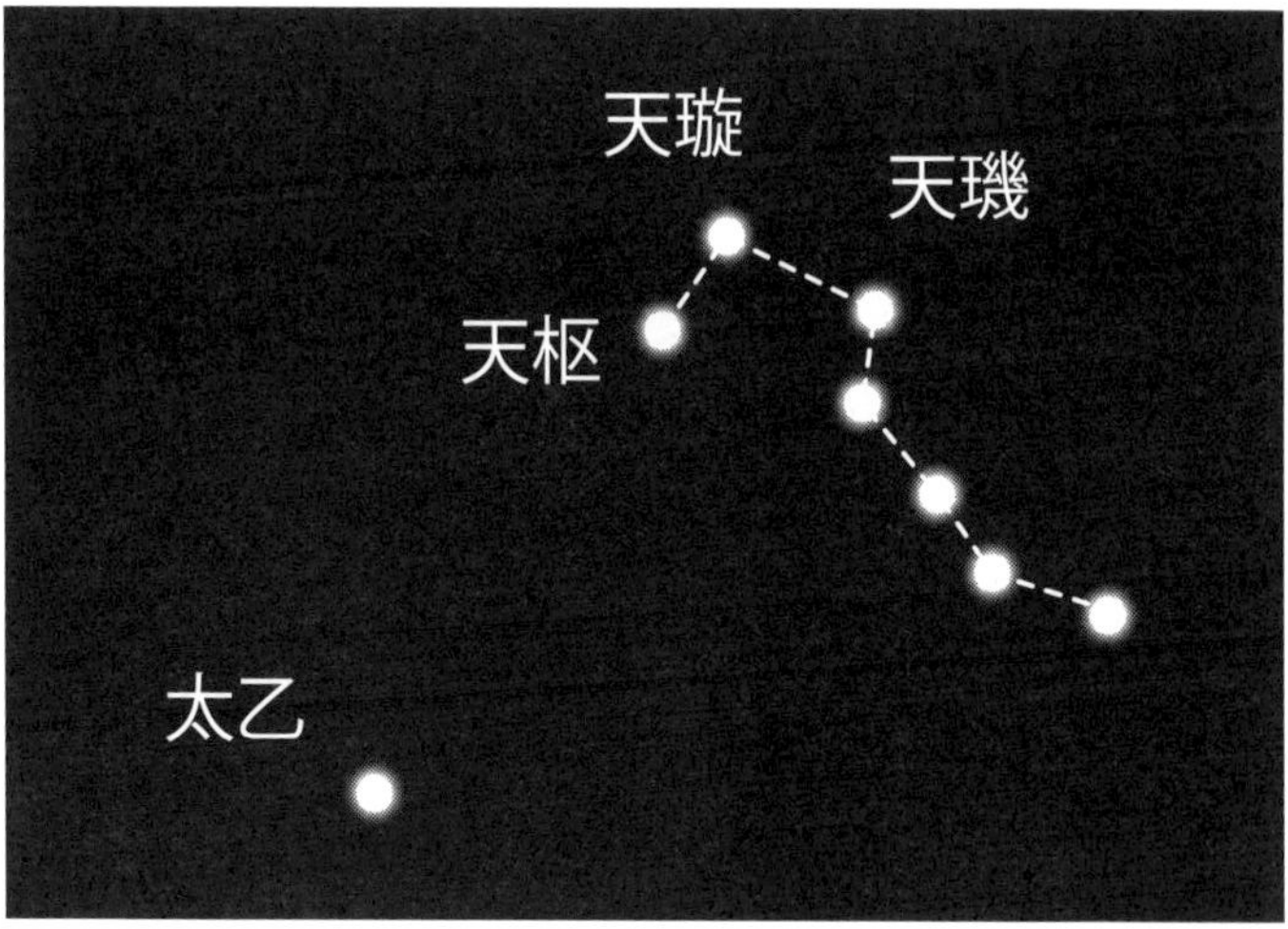

物と違って躍動的な営みをしています。にも関わらず、古典では循環システムのみがテーマにされています。人間が走ったり跳んだりする性質に対して無関心すぎる気もします。

こうした偏りは、鍼灸学の成り立ちに理由がありそうです。中国で生まれた東洋医学は、農耕中心の生活から生まれた「天人合一思想」がベースにあります。この思想は「人間は天地の摂理（自然）に対応している」というものです。天体や気象を丹念に観察し、人間にもその原理原則が当てはまると考えていたのです。

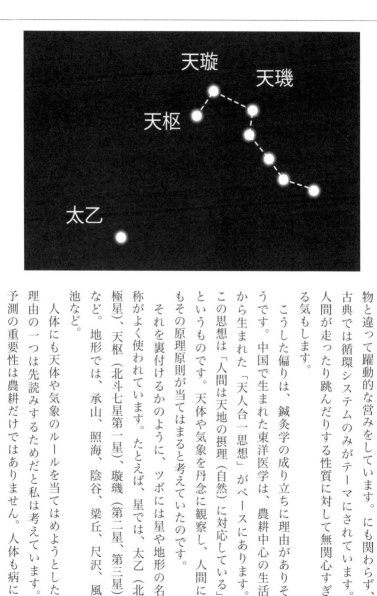

それを裏付けるかのように、ツボには星や地形の名称がよく使われています。たとえば、星では、太乙（北極星）、天枢（北斗七星第一星）、璇璣（第二星、第三星）など。地形では、承山、照海、陰谷、梁丘、尺沢、風池など。

人体にも天体や気象のルールを当てはめようとした理由の一つは先読みするためだと私は考えています。予測の重要性は農耕だけではありません。人体も病に

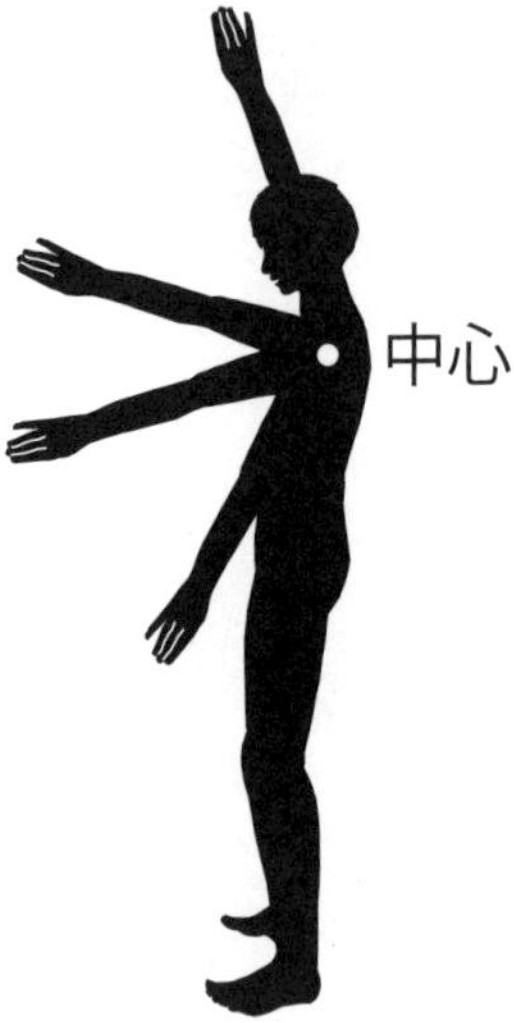

冒されれば、予後を見極める必要があります。

東洋医学が循環をベースに構成されているのは、生死の予後判定を重視していたからではないでしょうか。内科中心に構成されている理由もそこにあるのかもしれません。戦場で傷を負う兵士のために生まれた医学ではなく、世の動向を高い位置から観ていた特権階級のために生まれた医学であったと推測できます。

このように循環を改善させるために生まれた医学ではありますが、骨格の動きを調整することも可能です。ただし、循環ベースで「流れの滞り」で考えてしまうと出来ることが限られます。経絡と筋肉の走行は類似しているため、「滞りの解消」によって筋肉を伸びやかにすることはできるでしょう。ただ、こうした方法で可動域が広がり痛みが取れても、動きの本質は変わりません。動作における悪い癖は残ります。

動作の本質を改善させるには、動きの中心（回転軸）を整える必要があります。従来の鍼灸では「動きの中心」に着眼した形跡がありません。しかし、武術やスポーツの世界では常識的な発想です。こちらの分野に立ってツボを分析すると、人体が動作時に無意識に作り出す動きの中心にツボが深く関わっていることがわかります。ツボが狂うと中心がブレて動きも狂ってしまうのです。そして、関節の可動域も小さくなります。このような状態が続くと、筋肉や関節に余計な負荷がかかり、痛みや怪我の原因となってしまいます。

2 人体に備わる維持力と変形力

本項ではツボと動きの関係について説明します。「ツボで動きが変わる」と言われて何をイメージしますか？　痛みが取れて日常の動きが戻ることでしょうか。それとも、筋肉の硬結を緩めて、筋肉の伸張を助けることでしょうか。これからお話しするのは、どちらでもありません。ツボには人の動きを決める役割があることをお伝えしようと思います。

人体が動くためには、骨格と筋肉が必要です。筋肉が縮んで、その縮みに応じて関節が曲がります。一つひとつの関節単位で見れば、その構造と機能の理解は難しくありません。しかし、実際の動きは関節単位ではありません。個体としては、「どこをどれだけ動かすか」ではなく「何をするか」が重要です。たとえば「歩く」時に関節の角度や動かすタイミングを一つひとつ考えているでしょうか。そんなことはありませんよね。「歩く」と意識しただけで、歩くために必要な筋肉が自動的かつ調和的に活動してくれます。「楽器を奏でる」際には、さらに骨格の動きが複雑になりますから、その一つひとつを意識していたのでは間に合いません。

人体の動きを理解すると、体は解剖学的単位でトラブルを引き起こしていないことに気が付きます。にも関わらず解剖学的なくくりで治療することは、症状を解剖学の枠に押し込めてしまうのです。ツボに着目すると、動きの単位でトラブルの原因を探せるようになり、分析の幅を広げることができます。

具体的な話に入る前に、人体が人体であるために必要な要素を再確認しておきましょう。人体には

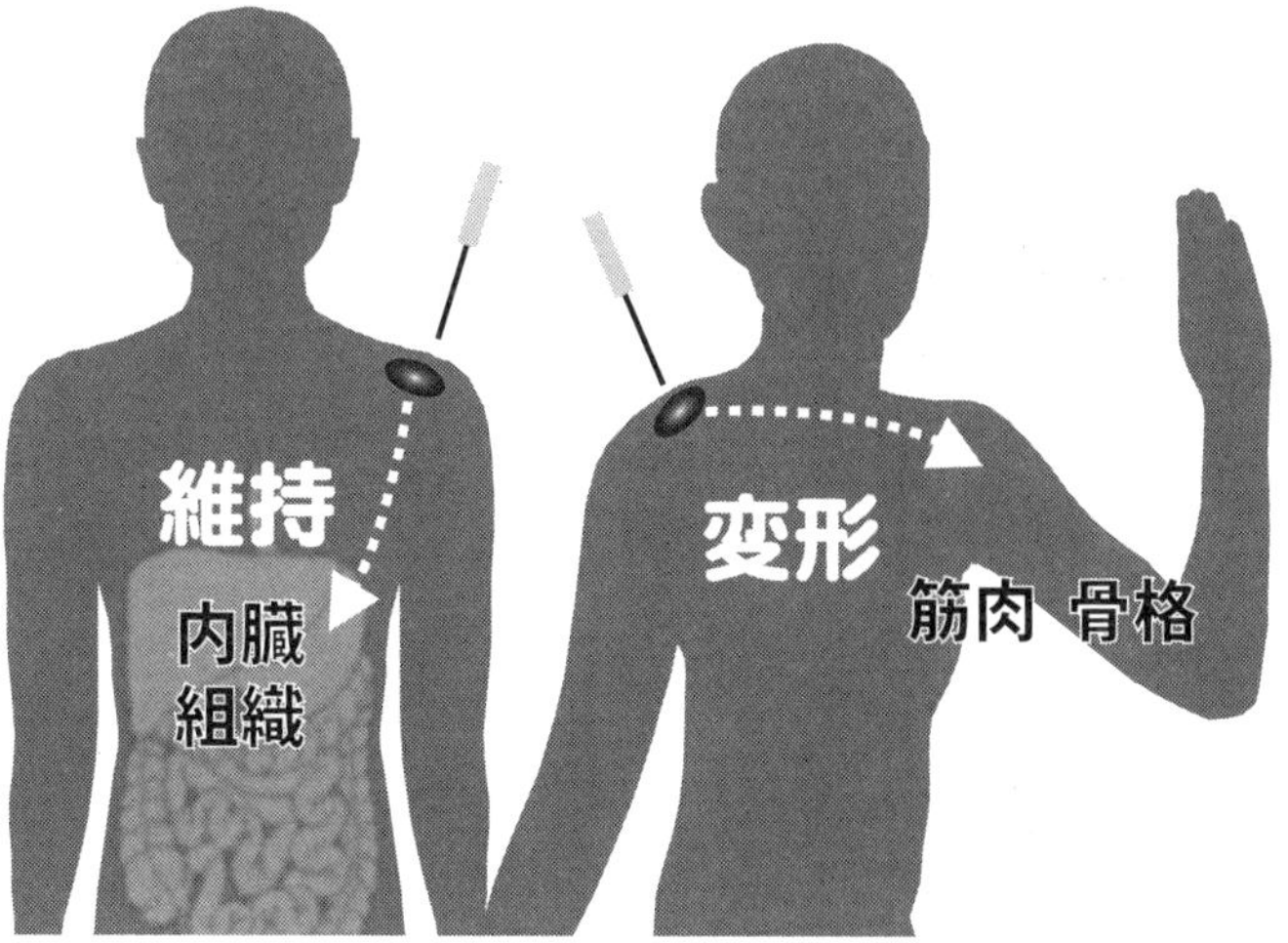

「形を維持しておくシステム」と「形に変化をもたらすシステム」の2系統があります。人は、一晩寝ても人間の姿をしています。当たり前のことのようですが、改めて考えてみると、同じ姿で目覚めることができるのは、形を維持する仕組みがあるからです。目が覚め、床から起き上がりトイレに行くことができるのは、人には体を変形させる機能があるからです。このように、人体は肉体を維持しながら変形し、変形しながら維持をしています。

この2つの仕組みを区別しながら鍼灸をすると、効果がより鮮明になってきます。鍼灸は、形の維持と変形のどちらかに必ず作用しています。維持すべきものを維持し、変形すべきものを変形するように調整するのが良い治療だという考え方です。こうした視点から見ると、経絡理論を軸とする古典鍼灸は維持優先型です。人という体《てい》を存続させようとしています。内臓を重視する、内臓主体型だと言うこともできます。臓腑経絡という言葉の順番がそれを物語っています。

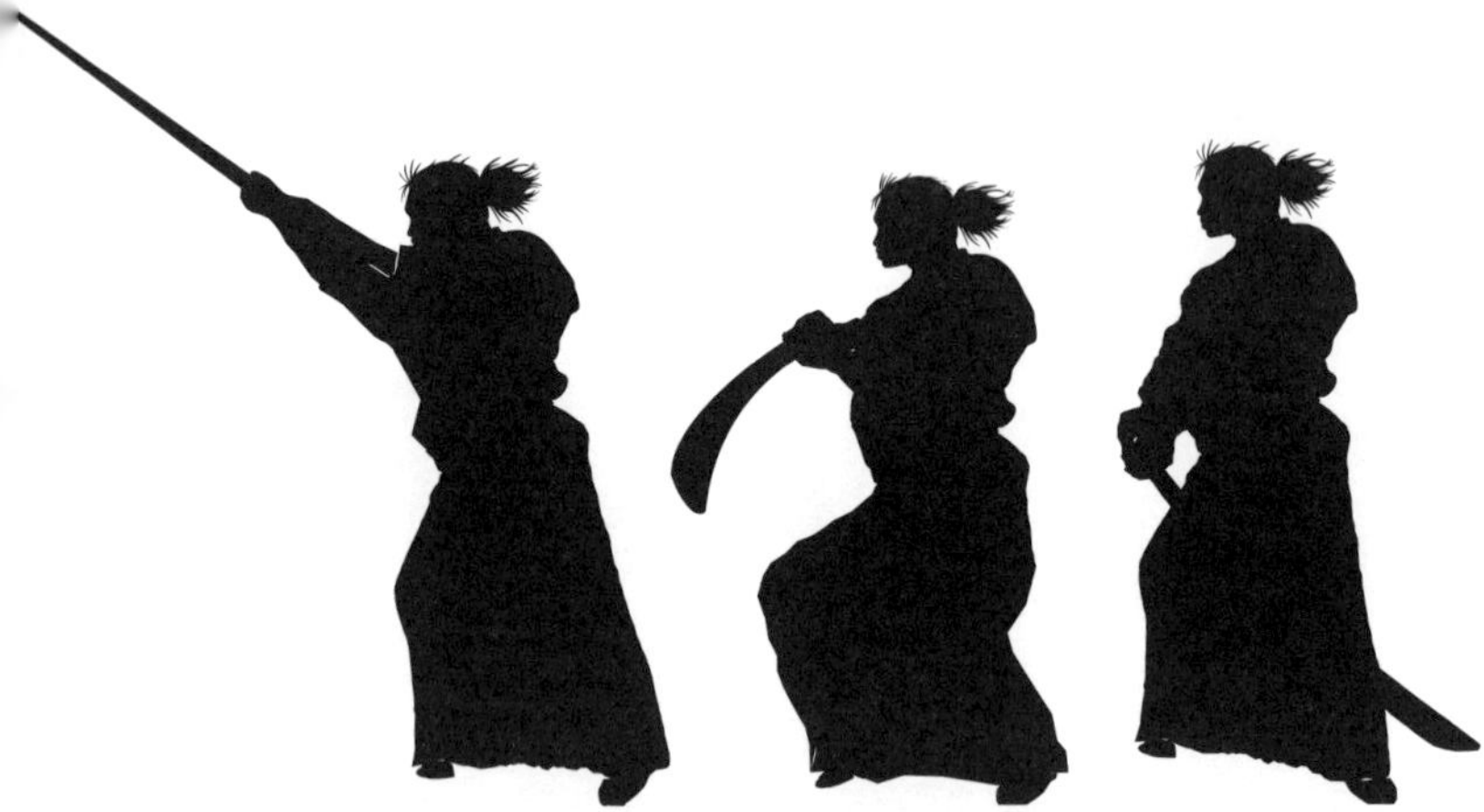

もう一つのタイプは変形優先型で、骨格主体型と言い換えることができます。人体が自由に動けることを重視し、骨格を動かす筋肉に着目します。内臓に内臓間の連係プレーがあるように、筋肉にも連係プレーがあります。そこを極めていったのが古武術だと思います。古武術は、修羅場をくぐり抜けるために生まれた実用的な身体操作です。角度をかえれば、優れた筋肉連係理論の塊だと言えるのです。これまでの鍼灸には見当たらない身体観を備えています。

筋肉の連係プレーを調整することと、スポーツ分野で鍼灸をすることは全く別の話です。私の知る限り、スポーツ分野で行われている鍼灸は維持優先型です。肉離れや捻挫などの怪我に対して鍼灸が求められることは、組織の修復プロセスを加速させることでしょう。テーピングと組み合わせて行われる鍼灸の多くは、維持優先型だと言えます。

これに対する骨格主体型の目的は、筋肉の連動を回復させて本来の骨格運動を最適化させることです。円滑な動きを取り戻すと、運動器にかかっている負荷が軽減します。その結果、痛みが取れることもあります。

怪我に対して、維持優先型は固定して治そうとし、変形優先型は動かして治そうとします。どちらが正解というわけではなく、ケースバイケースです。前者は解剖学の知識がもっとも重要になるでしょうが、後者では違います。全体としてどのように動いているのか、という観察と分析が必要になります。痛みの局所にこだわらない姿勢が必要です。

ツボは、人体の維持力と変形力のどちらにも深く関わっています。しかし、意識が維持力の方に傾いていると、変形力に対してツボがどのような役割を担っているのか気が付くことができません。2つの力とツボを関連づけ整理することができれば、鍼灸の可能性が何倍にも広がるはずです。

3 皮膚で動きを活かす、皮膚で動きを殺す

ロボット工学の発展は目覚ましいものがあります。とはいえ、人体と同じ機能を持つアンドロイドができるのは、しばらく先になるでしょう。人体と同じ機能を備えようと思ったら、構造が複雑化し部品の数も相応に増えていきます。それでも、同じ機能を持つ腕や脚を作ることはできないでしょう。シンプルな構造で複雑な動きができる人体は、人類の叡智をもってしても再現できません。複雑な機能をこれほどシンプルな骨格で獲得している人体は奇跡としか言いようがありません。

最近ではアンドロイドの卵と言えるような人型ロボットを見かけるようになりましたが、そうした人形と人体には決定的に違うことがあります。その一つが皮膚です。アンドロイドを覆っているのは皮膚にはほど遠いシートです。このシートは動きに関与していません。動きを邪魔しないように伸縮性があっても、動きを作り出す働きはありません。人間の皮膚は違います。動きを作り出す機能が備わっています。

皮膚は突っ張ることを嫌います。これは簡単な実験で実感できます。右手の甲の上に左手の指先を触れる程度に乗せます。1ミリ程度、ほんのわずかだけ手首側に引いておきます。この触れ方であれば、皮膚が突っ張ることもありませんし、骨、腱、筋肉の動きを邪魔することはありません。しかし、グーをしてみると動きが重いことに気がつきます。わからなかったら、その指を離してもう一度やってみると軽く動くことに気がつきます。グーパーを繰り返すと疲労感に差が出ます。

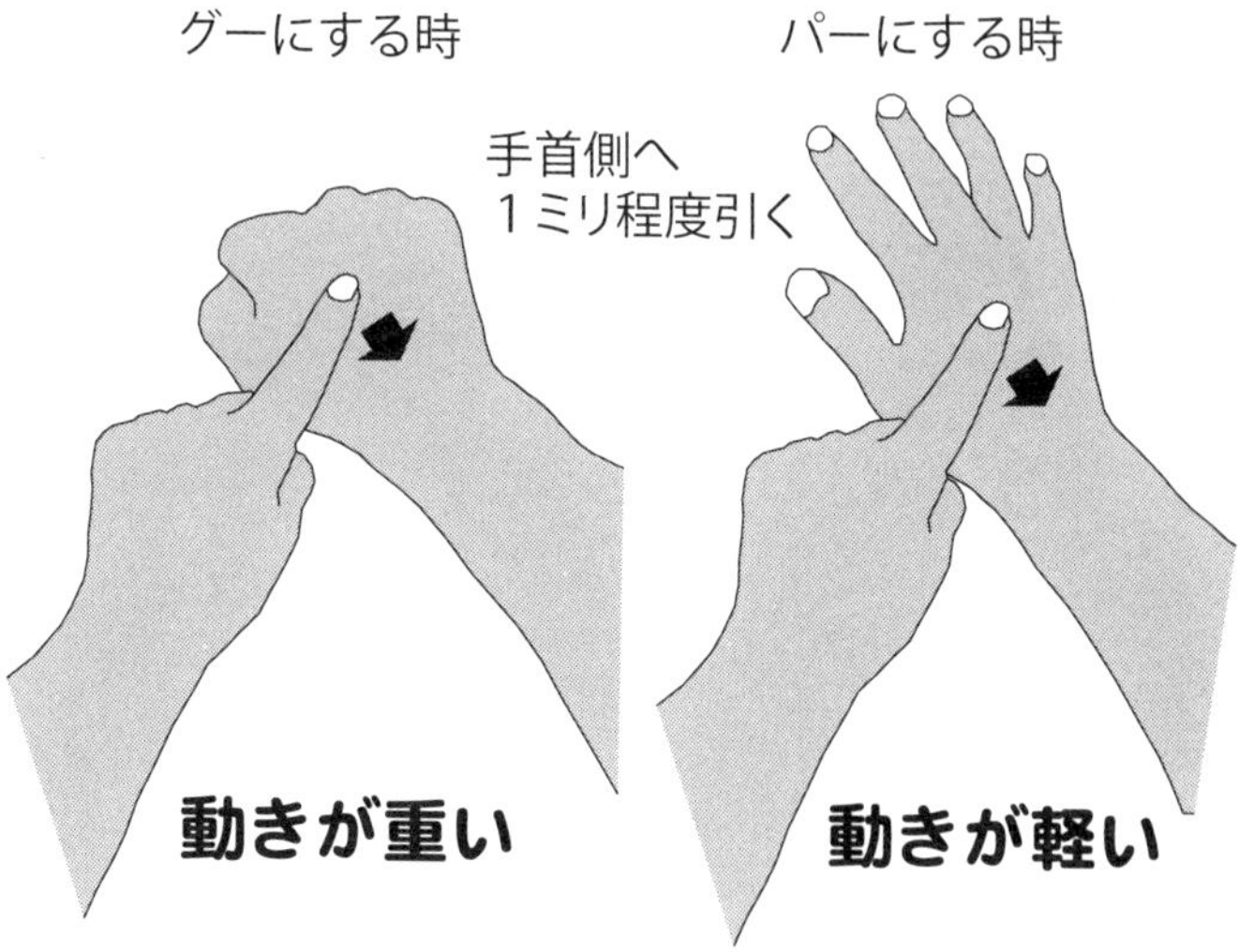

この実験でわかることは、皮膚は動きの方向性に関与しているということです。皮膚を動きと反対方向に1ミリでも動かせば体の動きが悪くなるということは、順方向に1ミリでも動かせば動きを助けることができるわけです。こうした法則を古武術では利用しています。相手の皮膚に働きかければ、相手の動きを制御できます。完全に操れないにしても、相手が動きやすいと感じる方向、相手が動きにくいと感じる方向を作りだすことができます。動きやすい方向には力が入り、動きにくい方向には力が入りません。

相手の力を殺そうと思えば、動きにくい方向に皮膚を操ればよく、逆に相手の力を活かそうと思えば動きやすい方向に操ればよいのです。優れた武術家は相手の皮膚を上手に操っていたと思われます。武術において、骨や筋肉ではなく皮膚を操るメリットは、相手に気が付かれないように支配することができることです。先ほどの皮膚1ミリの効果も、動かしてみるまで動きに影響が出ることがわかりません。

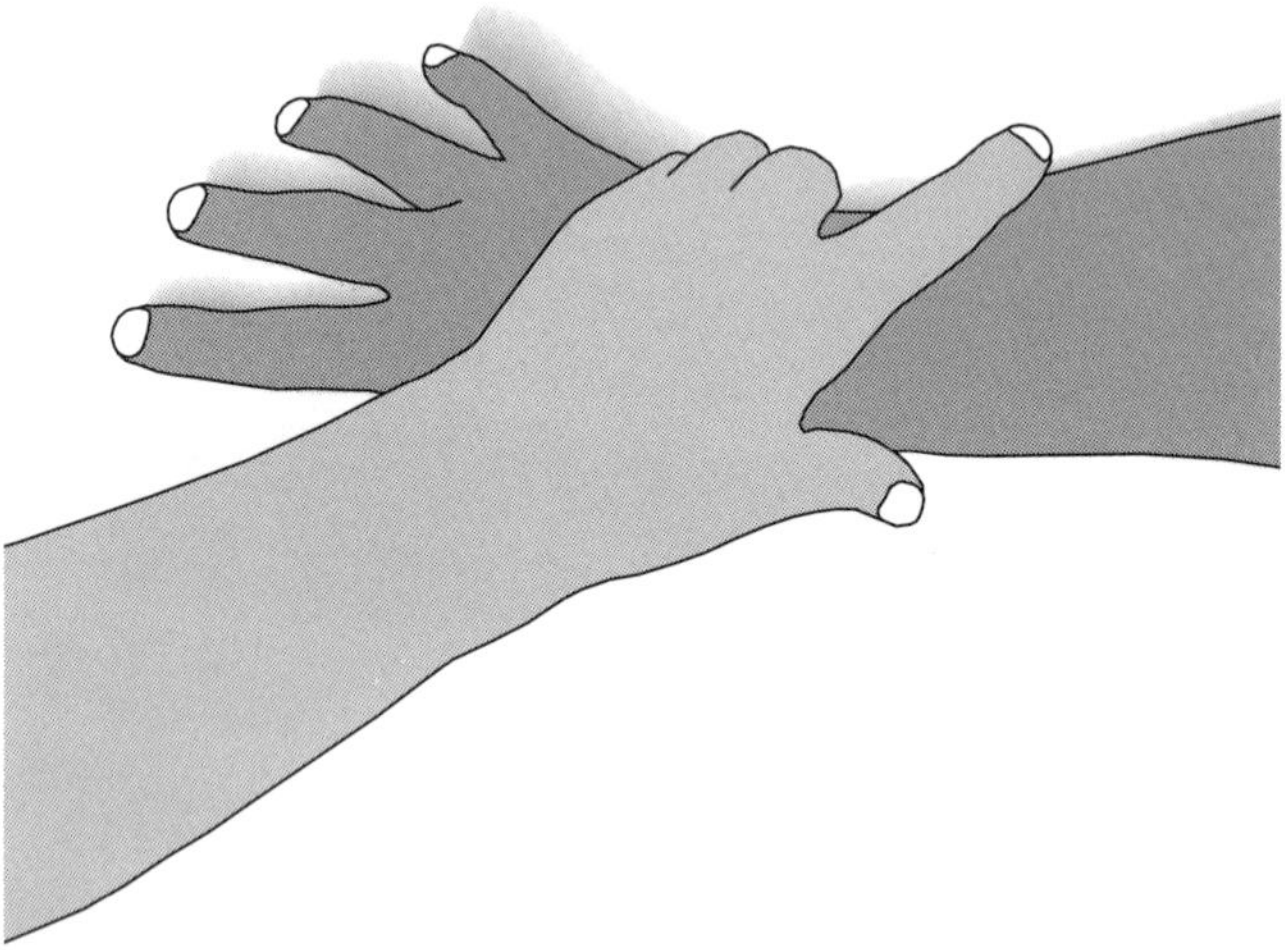

これに対して、骨や筋肉をつかまれると、動かずして動きに影響が出ることがわかります。動きに対して、皮膚刺激の影響は予測できず、骨や筋肉への刺激は予測できます。

この違いは臨床において極めて重要です。慢性的な症状の多くは、このように認識できないくらいの変調が引き起こしていることが多いのです。原因に気がつくことができないから、なかなか治らないのです。

肩こりも、こり感から離れたところに変調が潜んでいる場合がほとんどです。いくら揉んでも治らない肩こりは、意識している肩ではなく意識にない遠隔に原因（動きの制限）を抱えているのです。無意識の世界で生じている動きの制限を解除することができれば、肩こりをもっと楽に解決できるようになります。皮膚上には動きへの関与が濃いポイントが点在しており、古典に記されているツボと異なることがあります。ただし、私の臨床経験では完全に一致しません。動きに深く関わるポイントは、古典のツボとは別に考えなければなりません。

4 流れる体から伸縮自在の体へ

「経穴」という言葉は、穴（ツボ）とそれらを連ねる縦ラインを同時に含んでいます。バラバラに「穴（ツボ）」があるより、経に所属させ分類と整理をした方が人体図に絵画的に表すことができます（経絡経穴図）。「経絡経穴」が受け継がれてきたのは、この単純明快な分類と整理が寄与したことは間違いないでしょう。人体は複雑ですから、実用的に解釈するためには単純化する必要があります。経絡経穴はそのための方法です。しかし、一つの方法でしかありません。

「なぜ、そこに鍼や灸をするのか？」という問いがあれば私たち鍼灸師は「滞りを解消させ、循環を回復させる」と回答します。東洋医学的にも鍼灸学的にも、「滞りなく流れている」ということが、健康のバロメーターになります。こうした発想をひとまとめにすれば「循環系の調整」です。経絡には内臓の名前が配当されていることから、内臓機能に着目していることもわかります。こうした見方をすれば、鍼灸学は循環と内臓の関係を追究したものと言えます。

ここからは、筋肉に目を向けてみます。筋肉の中にも血液が流れていますし、循環が筋肉にとっても重要であることは間違いありません。ですから、循環を改善させて筋肉に起きたトラブルを解消しようという発想は間違いではありません。ただし、内臓と筋肉の特性は大きく異なります。筋肉は形が大きく変わります。形を変えることで仕事をしているのが筋肉です。いっぽう、あるがままを保つことで仕事をしているのが内臓です（心臓は筋肉で出来ているので例外的）。

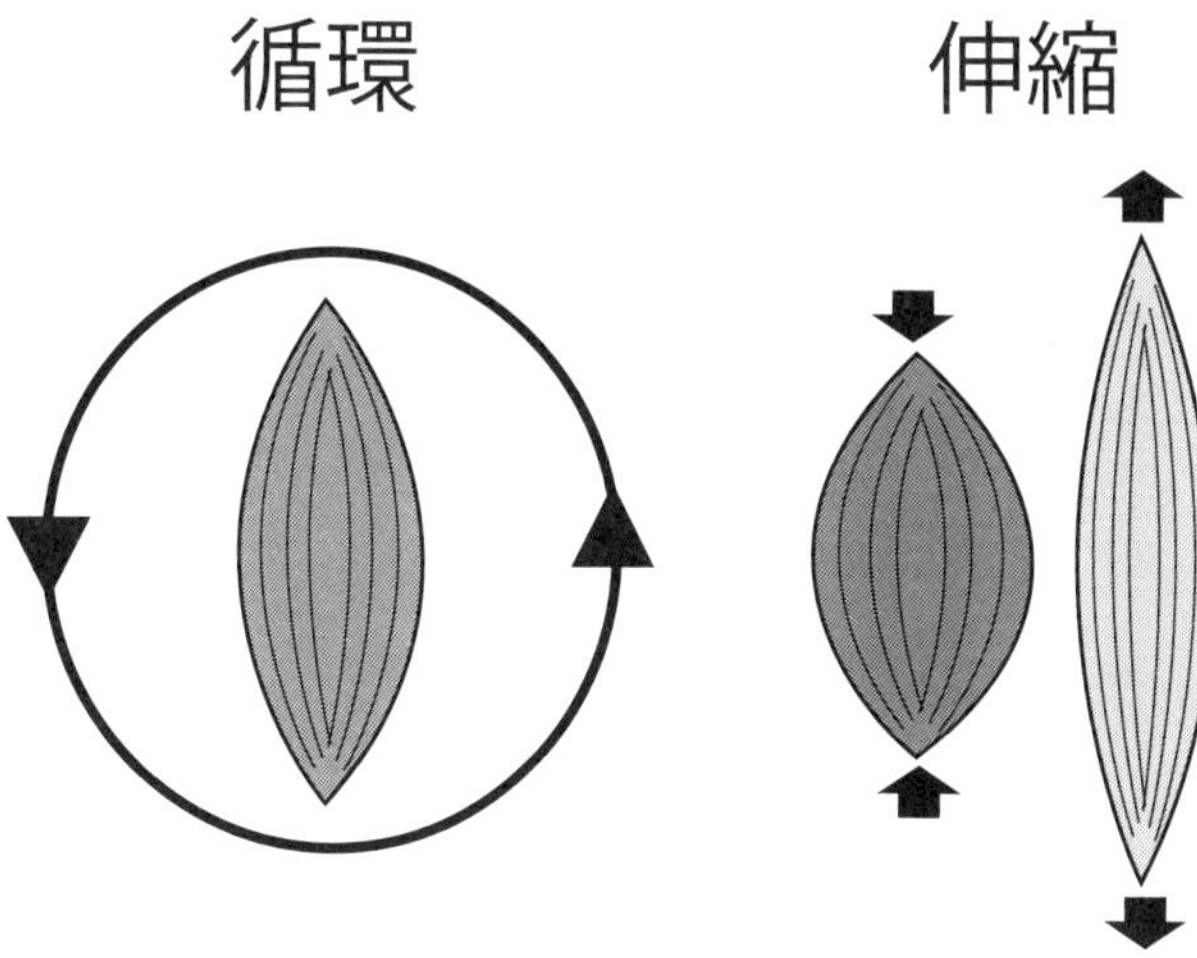

このように考えると、内臓機能の安定をサポートすることが経絡経穴の役割であると理解できます。では、筋肉の変化をサポートするものは何でしょうか。私の知る限り、鍼灸はこの問いに対する回答が貧弱です。筋肉組織の血液循環を改善させる発想はあっても、筋肉の伸縮を改善させる発想に乏しいように思います。

たとえば、痛みのある筋肉（発痛点）を鍼で緩めて痛みが緩和できても、「伸びやすさ」を改善させているに過ぎません。「緩む」方向には調整できても、「縮む」方向に対するフォローがありません。その結果、痛みは取れても「筋力が十分に発揮できない」という事態になるのです。これは、筋肉本来の機能を（一時的に）奪ってしまうリスクを伴うことを意味します。こうしたリスクを回避するために、経絡を拠り所にして遠隔からアプローチすれば、筋肉組織の循環が自然回復するのを待つしかありません。局所への刺激は筋の収縮力を低下させるリスクを伴い、遠隔からの刺激は回復までに時間がかかるという問題があるため、どちらにせよ、筋活動を瞬時

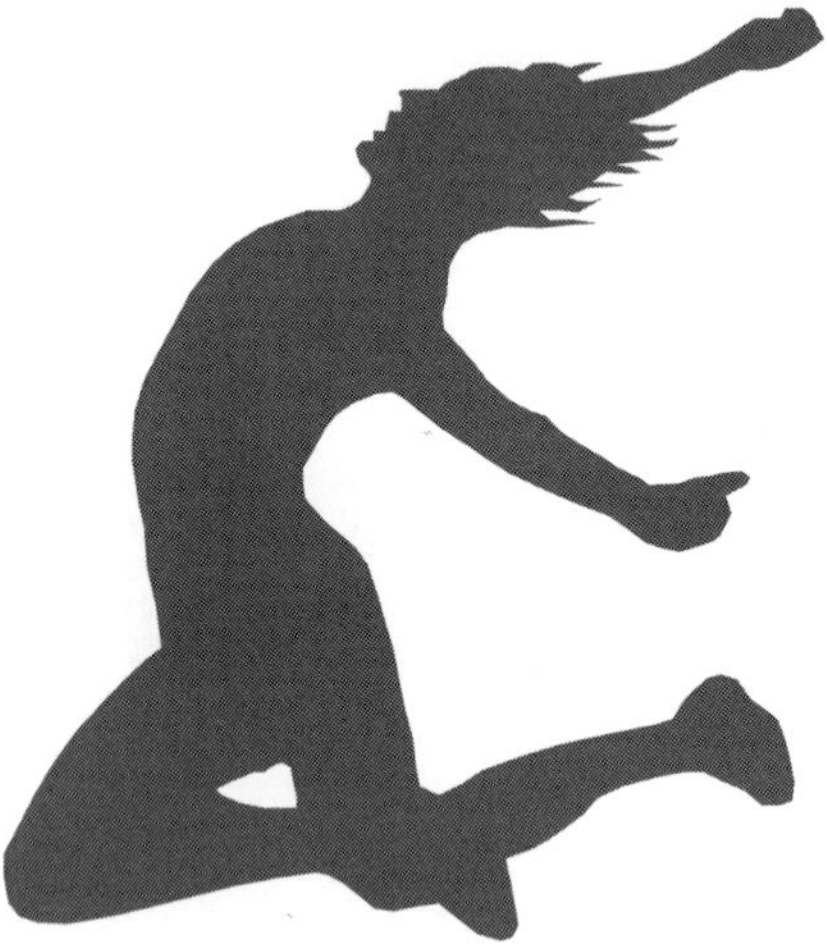

に回復させることは困難です。

こうした課題に気がついたのは、日本古来の整体術である活法に出会ってからです。私が出会った活法には、経絡や経穴を使うという概念がありません。筋肉調整のための理論と実践が全く別の形で存在していたのです。そのうちの一つが「張力」です。収縮力低下のリスクを伴うことなく筋肉の調整を瞬間的に行うことが出来ることを知り驚きました。当初、同じ結果を鍼灸で行うのは困難だと考えました。しかし、何か方法があるはずだと模索を始めたのです。

人体を縦線（経脈）で考える習慣が出来上がっていた私は、そこから抜け出すのが大変でした。線を外し、穴（ツボ）を素直に観るためには、自分自身を変えなければなりません。幸いにも、活法を実践する日々が私を導いてくれました。伸びと縮みを繰り返しながら活動する人体の姿が見えるようになったのです。

具体的には、伸びると縮むを繰り返している様子が見えてきたのです。人体は流体を通す通路でありながら、その通路は伸縮性に富んでいるのです。ここで言う伸縮は、筋肉の起始と停止という解剖学で理解できるものではありません。人体は解剖学の単位で生命活動をしているわけではありませんから、切り離して考える必要があります。伸縮性を理解すると、これまでの鍼灸とは全く違う世界が見えてきます。

次項は、人体の伸縮性を理解し筋肉の調整に役立てる方法に迫っていきます。

5：動きを整えるメカニズム

体を動かすパワーは筋肉の働きから生まれるものですが、その出力だけでは思い通りに動けません。動きを制御するためには、パワーを出力する筋肉とそれを抑制する筋肉の2系統が必要です。解剖学的には主導筋と拮抗筋に分類されていますが、これは関節単位での話です。ここでは体全体で考えるために、パワーを出す筋肉群を「出力筋」、パワーを抑える筋肉群を「抑制筋」と呼びます。

出力筋と抑制筋がセットで働いていることで、強すぎず弱すぎず、早すぎず遅すぎず、ちょうどいい動きになるのです。こうした機構のおかげで、関節には過度な負担がかかることがありません。もし、抑制するものがなければ自分自身の筋力で関節が破壊されてしまうでしょう。基本的に痛みは出力筋に発生しますが、その痛みに対処するには抑制筋が重要です。ただし、抑制筋の方には痛みがありませんので無症状や無自覚な場合がほとんどです。

抑制筋も筋肉ですから収縮し緊張します。この緊張が過度になると出力筋も負けまいとして収縮します。力を入れているつもりがないのに、入りっぱなしの状態です。原因は抑制筋に緊張が残っているからです。こうした抑制筋の過度な緊張が続くと、知らないうちに出力筋は疲れてしまいます。そして、いつの間にか出力と抑制のバランスが崩れてしまうのです。筋肉そのものと関係する関節に負荷がかかり続け、痛みとなります。ゆえに、抑制筋へのアプローチが必要です。

このように考えずとも、痛みが出ている出力筋に鍼灸をすれば鎮痛効果は得られます。しかし、抑制

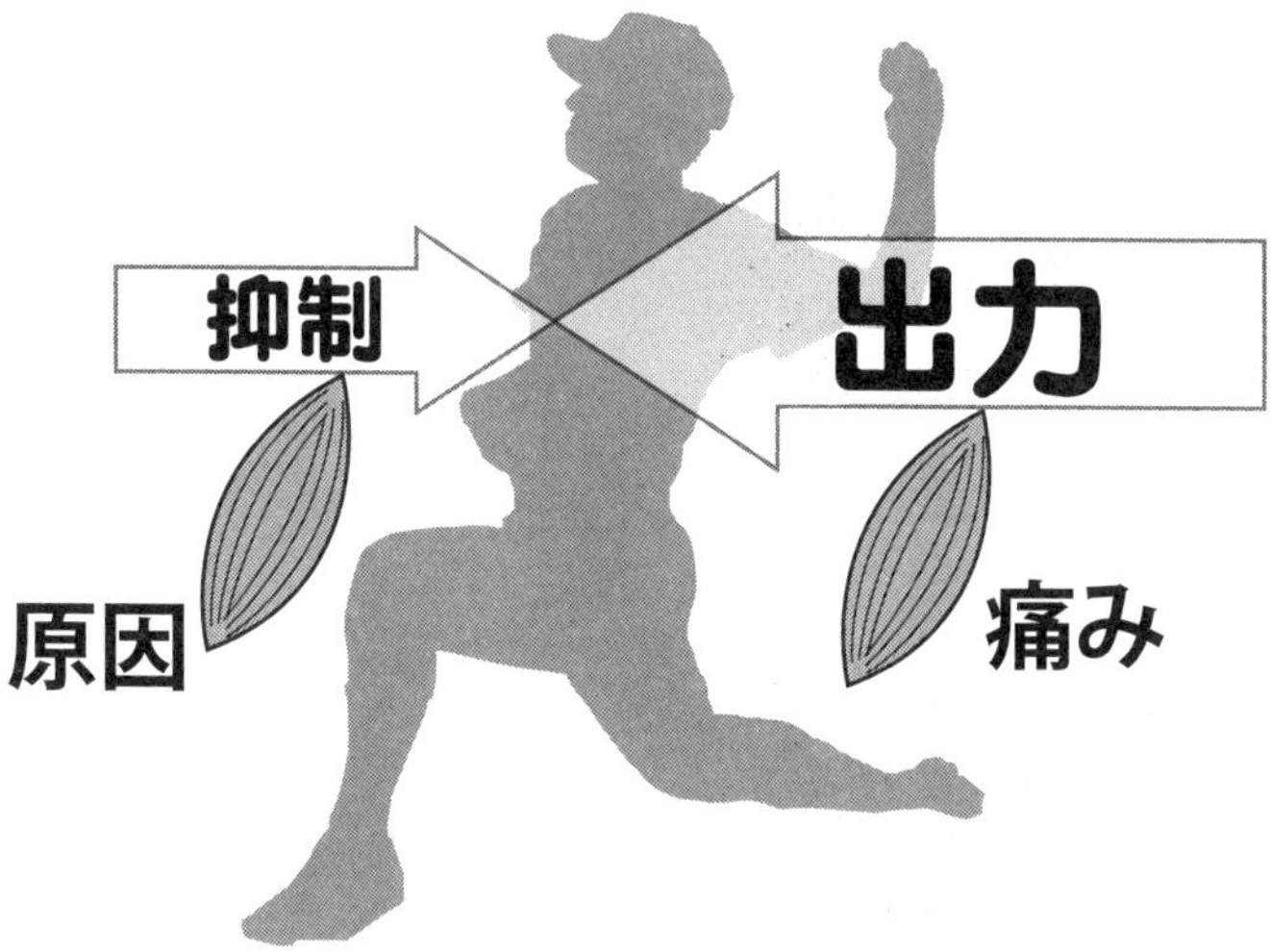

筋の過緊張がなくならない限り、出力筋は対抗して収縮するので痛みが再発します。この鎮痛効果を繰り返しながら自然治癒を待つのは、消極的な治療と言えます。また、出力筋に本来必要な緊張まで奪ってしまうため、一時的に筋力が低下することを覚悟しなければなりません。大事なパフォーマンスの直前には避けた方がよいやり方です。

一般的に、出力筋へのアプローチの方が、痛みと直結しているため分かりやすいかもしれません。しかし、こうした方法には限界があります。抑制筋へのアプローチで可能性を広げることができます。そのためには「動き」の観察を行い、「どこが痛むのか」を確認し、次に「どう動くと痛いのか」を特定します。

ただし、解剖学の教科書を紐解いてもなかなか正解にたどり着けないのです。なぜなら、体は解剖学的な単位で動いているわけではなく、動作ごとに単位が変わるからです。筋肉は常に連動して働いているので、その単位で観なければならないのです。解剖学を踏

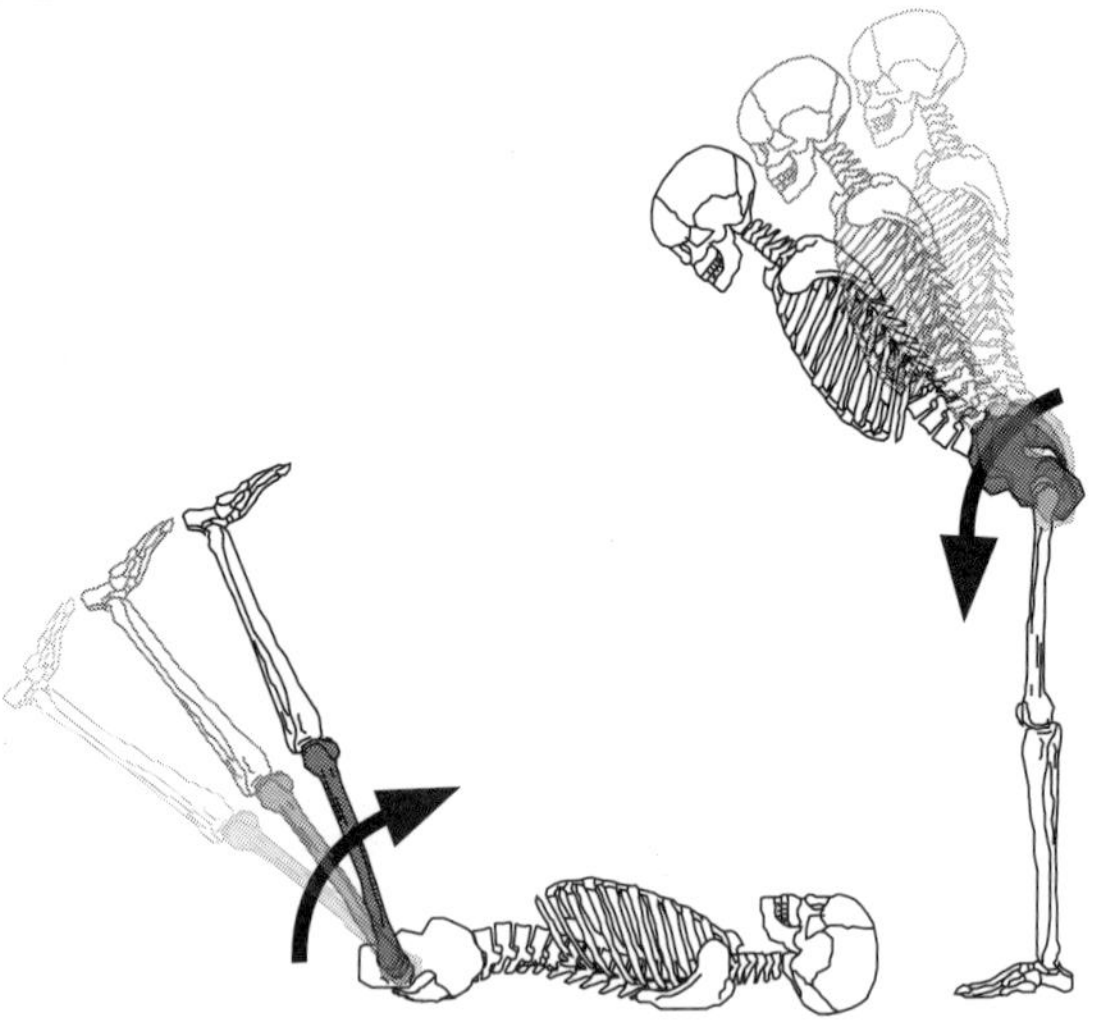

まえることは重要ですが、動きの単位で身体を観察できなければ、抑制筋にたどり着けません。動きの単位で観察し、出力と抑制の関係を調整することを「整動」と呼んでいます。こうした概念は従来の鍼灸にはありませんでした。経絡とは全く違う切り口です。ですから、経絡の視点からは説明できません。

「整動」をするには、動きの中心を見つけなければなりません。動きには中心があります。体が一つの塊である以上、パーツはバラバラに動き回ることができません。ですから、必ずどこかを中心とした円運動になるのです。出力筋と抑制筋は、その中心を挟むように存在しています。

たとえば、立位での前屈では股関節を中心に体が曲がります。股関節から見ると骨盤上部が円を描きます。一方、大腿の後面に目を向けると、立位では位置が固定され、股関節の周りを回ることはありません。一方、仰臥位で膝を伸ばしながら脚を天井の方に挙げる動きでは、骨盤上部が固定され、大腿後面は股関節の周り

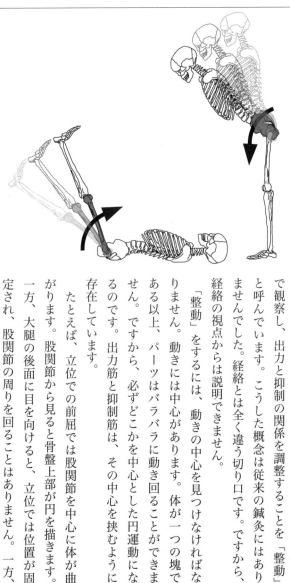

を回ります。

こうした視点から、大腿後面に痛みがある場合を分析すると、出力筋が大腿の後面（大腿二頭筋の一部）、抑制筋は骨盤上部（広背筋の一部）だと分かります。もし、骨盤上部に痛みが出ていれば、出力筋と抑制筋が逆になります。出力筋と抑制筋がそのまま入れ替わるパターンもあれば、そうでないパターンもあります。こうした2点の関係は、経絡では説明できません。動きの調整には、経絡とは違うガイドラインが必要です。

ツボには流れを整える整流作用の他、ここで説明した通り整動作用があります。これまで注目されることがなかった整動作用。上手に使うことで鍼灸の可能性がグンと広がります。

6 腰痛の原因は腰にない

腰痛の約85%が原因の特定できない非特異的腰痛で、残りの約15%は画像検査（X線やMRI）で原因が特定できる特異的腰痛だと言われています。この数字は「原因は腰部にある」という認識から出てくるものです。この認識は改めなければいけません。「原因が腰部にあるとは限らない」と。「原因は腰部以外から探すべきだ」と。

では、腰痛の原因はどこにあるのでしょうか。原因を考える前に「なぜ痛みが出るのか」を考える必要があります。痛みとは何なのでしょうか？　実は、最新の医学をもってしても、人が痛みを感じている時、何が起きているのか詳しいことは分かっていません。スポーツの競技中は何とも感じなかった擦り傷が、競技終了後に激しく痛み出す、というケースはよくあると思います。組織の損傷レベルが同じであっても、心理状態によって痛みの感じ方が違います。

痛みは脳がつくり出しています。だから、問題は脳がどういう時に「痛い」と解釈するかなのです。実は「動かないところに痛みが出る」ということが分かってきています。「痛みがあるから動かない」というのは錯覚で、実際には、腰が動かないから痛むのです。

原因を見つけようと思ったら、損傷部位ではなく動きの悪い所を探すのが正解となります。この視点に基づくと、非特定的腰痛と言われている約85%の原因を探すことができるのです。また、画像で異常が見つかる約15%の腰痛も、「動きの悪さ」が潜んでいるわけですから、痛みを軽減できる可能性が十

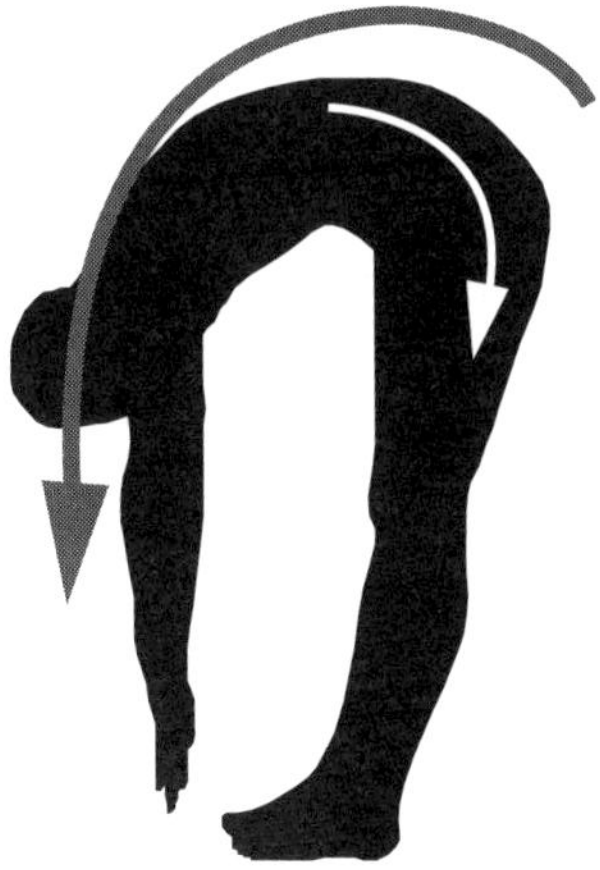

分にあります。

本当かどうかは、実際にやってみるとわかります。まず、動きの問題を分析する必があります。できない動きのパターンによって、アクセスするツボが異なるからです。

同じ所が痛むとしても、

前屈すると痛い（前屈できない）
側屈すると痛い（側屈できない）
後屈すると痛い（後屈できない）
捻って痛い（捻れない）

と、事情が異なれば使うツボが変わります。同じ前屈であっても、立位と座位ではまた異なります。立位で前屈をする時、腰を曲げることに力を使っているのではなく、腰を伸ばすことにも力を使っています。もし前屈する力だけが働いたら、バランスを崩して前に倒れてしまいます。そうならないように、腰を伸ばす力（引き戻す力）が同時に働いています。では、引き戻す力はどこから生みだしているのでしょうか。

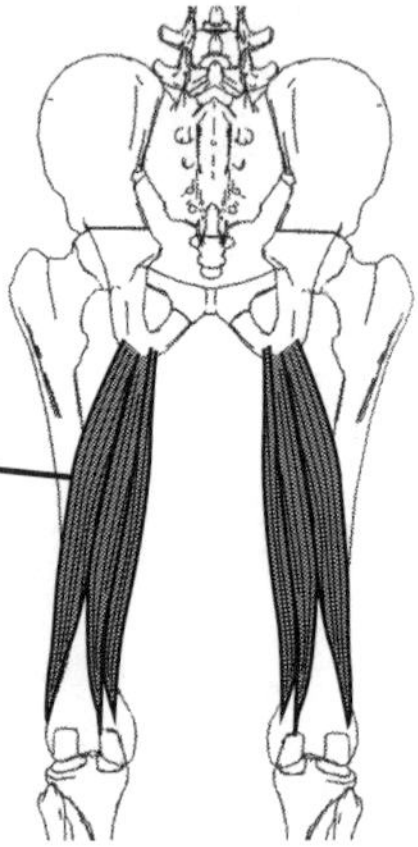

引き戻すのに力学的に有利な点はどこかと考えると、大腿（太もも）が候補に挙がります。太ももの筋肉の張力で上体を引き戻すのです。筋肉のボリューム感から考えても妥当です。大腿の後ろ側は、ハムストリングと言われている場所です。ハムストリングが過緊張していると、引き戻すだけの筋力を発揮できません。筋力は弛緩から緊張する時の落差が生み出すパワーですので、最初から緊張している筋肉は力が出せないのです。

ハムストリングに引き戻してもらえない上体は、どこかに支えてもらわないといけません。頼るところを失った腰部は、自らを固めるという手段で姿勢を保持しようとします。つまり、動きが止まります。その動きが止まったところに痛みが出るのです。

このように、動き一つ一つを力学的に解釈していくと、原因が見えてきます。ここでは一例しか紹介しませんでしたが、それぞれの動きに対して同じように分析することができるのです。

第4章

遠隔ツボの威力

1：張力を制する者は動きを制す

穴（ツボ）は、内臓や組織の流れを調整する要所であると同時に、筋肉の伸縮を調整する要所です。この性質を理解し活用できるようになると穴の価値が大きく膨らみます。簡単に言うと、穴は「引っ張る所」であり「引っ張られる所」という側面があります。人体の伸縮性のある動きは、各部位に適切に働いている張力によるものです。

筋肉を鍛えて収縮力をアップするだけでは、張力は適正にはなりません。張力には伸びやすさも関わっているからです。ストレッチで筋肉を伸ばすことは、その手段の一つとなりますが、骨格を使う上で重要なのは収縮と伸張のバランスがとれていることです。

肉体のパフォーマンス（運動能力）を高める意味でも、「縮」と「伸」の双方を必ず意識しなければなりません。運動器の疾患を抱えている人は、伸縮性に問題があります。繰り返しになりますが、大事なのは伸縮バランスです。ですから、筋肉を鍛えたりストレッチしても良いのですが、「縮に対応する伸」もしくは「伸に対応する縮」を正しく理解して行わなければ、効果が期待できないばかりか、バランスを乱して状態を悪化させてしまいます。

普段、私たちが「縮」と「伸」の対応を意識せずに秩序を保てるのは、バランス調整が自動化されているからです。この調整に関わっている要所が穴なのです。身体中に配置された穴は、伸縮関係が適切に保たれるように監視しながら調節しています。ですから、穴は張力センサーを備えた牽引フックのよ

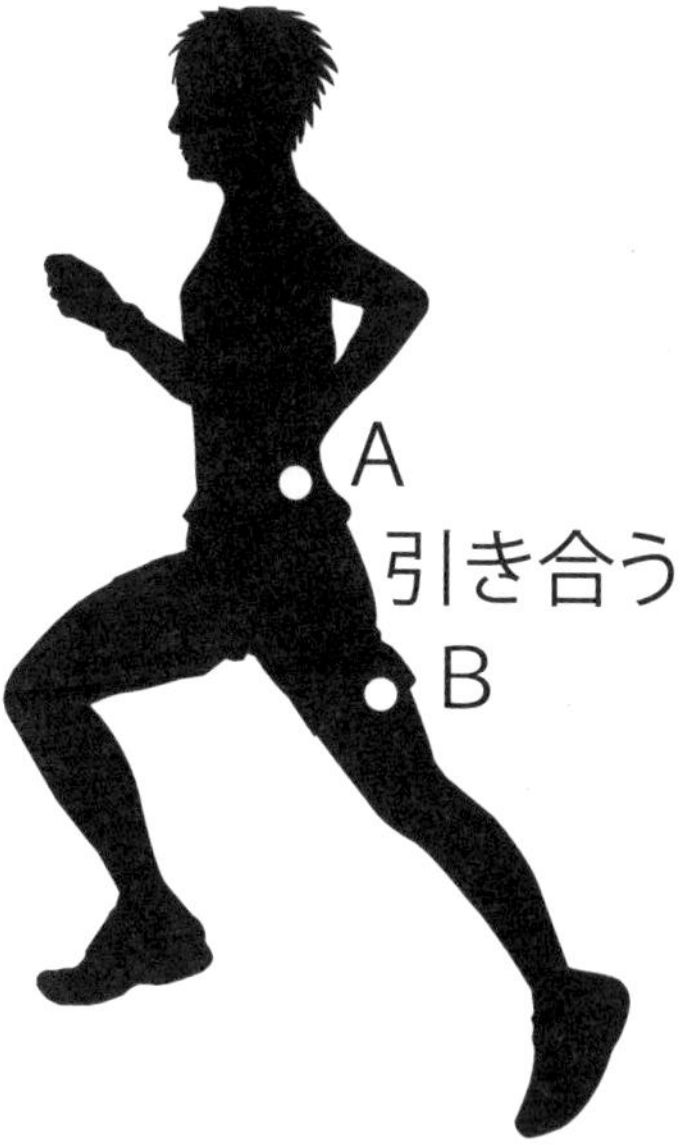

うな存在です。こうした発想は従来の鍼灸学には見当たりませんが、実用性の高い考え方であることは間違いありません。とりわけ運動器疾患ではスピーディな解決を助けてくれます。

こうした「張力の調整」を基本とした鍼は、経絡に基づく従来の鍼の延長上にはないため、「整動鍼」と名付けました。

実際に張力の調整を行うには、2点を定めることが重要です。引っ張り合う関係には必ず2つの点が存在しているからです。実際には一対一の単純な関係ではありませんが、臨床上は2点に着眼することから始めます。その2点間の張力の調整を症状に合わせて行います。たとえば、A点、B点があるとします。AがBを一方的に引っ張るのを「単連動」、AとBが互いに引っ張り合いをしているのを「双連動」と定義しました。

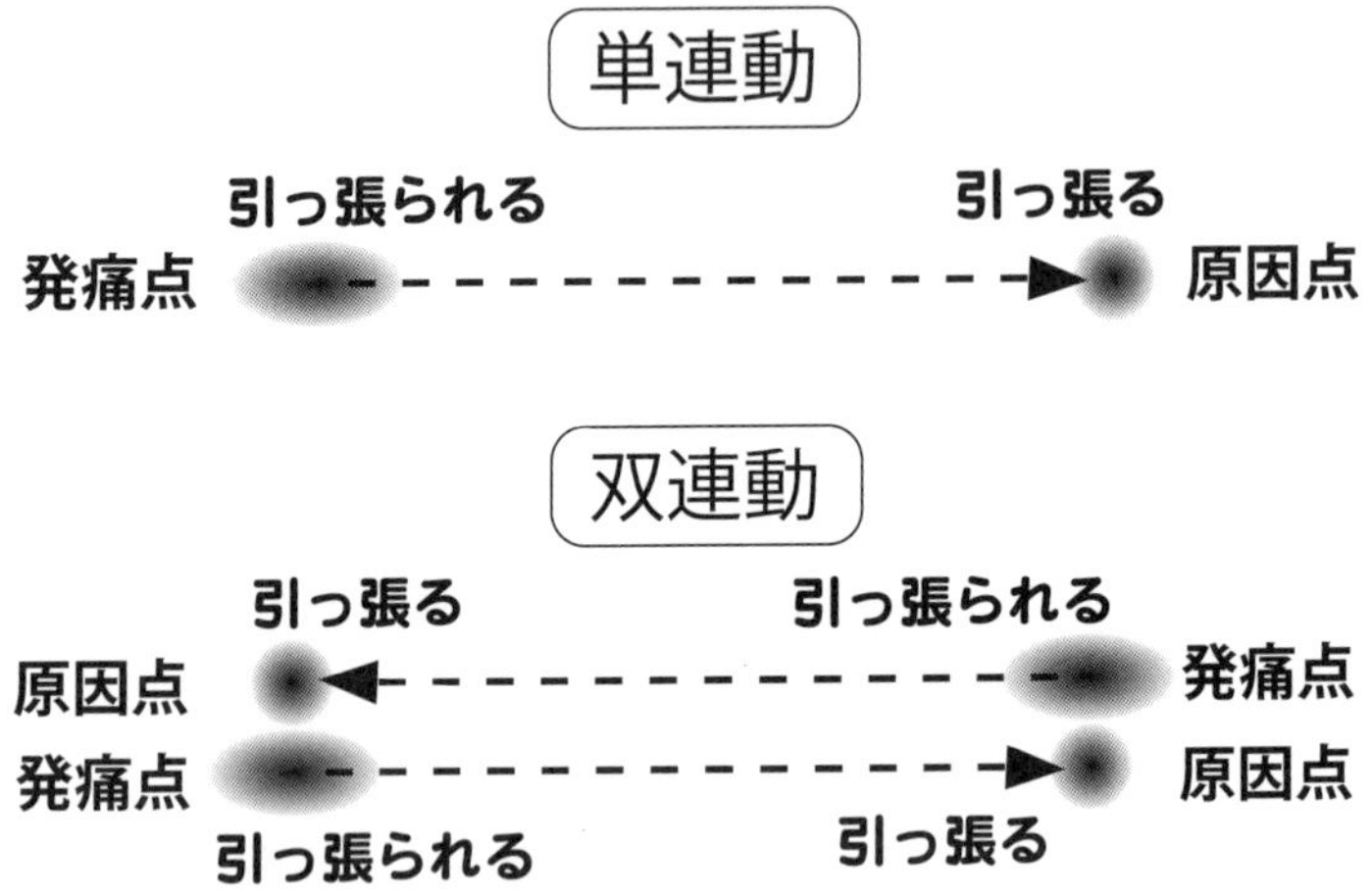

単連動では、引っ張られている側（B）に痛みがある時、引っ張る側（A）に刺鍼をします。すると、Aの引っ張る力が是正されBの痛みが軽減するのです。この時、引っ張られて痛みが出ているBを「発痛点」、引っ張ってBに痛みを誘発しているAが「原因点」となります。双連動では、双方が引っ張り合いをしているので、発痛点と原因点は、相対的な関係です。痛みが出ている方が発痛点となり、もう一方が原因点になります。

　このように説明をすると、AとBは筋肉の起始と停止だと思われやすいのですが、全く別の話です。ABの関係は解剖学的な知見から導き出すものではなく、動きの観察から導き出すものです。たとえば、膝の穴を使って腰部の緊張を取ることができるわけですが、これは張力が離れている筋肉の間にも発生しているからです。膝と腰部は、同時に緊張しやすいという原理があるのです。起始と停止の関係では説明できない巧妙な機構が人体には備わっています。膝から腰、または腰から膝へ一方的に制限がかかっていれば単連動の不調、互いに制限し合っていれば双連動の不調であると考えます。

肉体が軽快に動けるのは、背景に適度な制限（張力）があるからです。しかし、いったん狂い出すと運動器に問題が生じます。多くの場合は、過度な制限がかかっている状態です。A―B間に過度な緊張が生じているのです。緊張が第二の緊張を引き起こし、さらにそこから第三の緊張を引き起こす場合があります。この連鎖には法則があり、鍼を使える鍼灸師が最も活用できる立場にあります。

2 動きのパターンは張力と回転軸で決まる

どんな身体も物理法則からは逃れられません。人体が繰り出す様々な関節の動きも物理で考えることができます。ただし、人体は複雑ですから、動きの全てを数値に置き換えることはできません。少なくとも臨床上は不可能です。私のような臨床家は、臨床において必要だと思われる情報を集め、分析した後に患者さんにフィードバックするのが仕事です。

解剖学に物理法則を当てはめる行為、つまりはバイオメカニクス的な分析が必ずしも臨床に役立つわけではありません。臨床家が重視すべきは実用性です。実際の現場で役立つかどうかに関心事が集中します。平たく言えば、「完全とは言えないが、こうして考えると臨床では都合がよい」と作業仮説を立てています。臨床とは常に未完成であり、未完成部分を許容することで臨床は成り立っていると言うこともできます。経穴学など、その典型例ではないでしょうか。

前置きが長くなりましたが、本項は活法（古武術整体）という視点から「人体の動き」を調整する際に重要なポイントを2つ取り上げます。鍼灸にそのまま転用することができます。まず、1つ目は前項で取り上げた張力です。2つ目は回転軸です。この2つを調整することで動きを整えることができます。それぞれをツボで調整することができます。張力には引っ張り合う2つの点があり、その2点こそ調整点です。ここに鍼をすることで過度な張力を解消させます。回転軸は、関節がその役割を果たしますが、その関節上にあるツボも調整点になることがあります。引っ張り合う2点、そして、その間にある回転

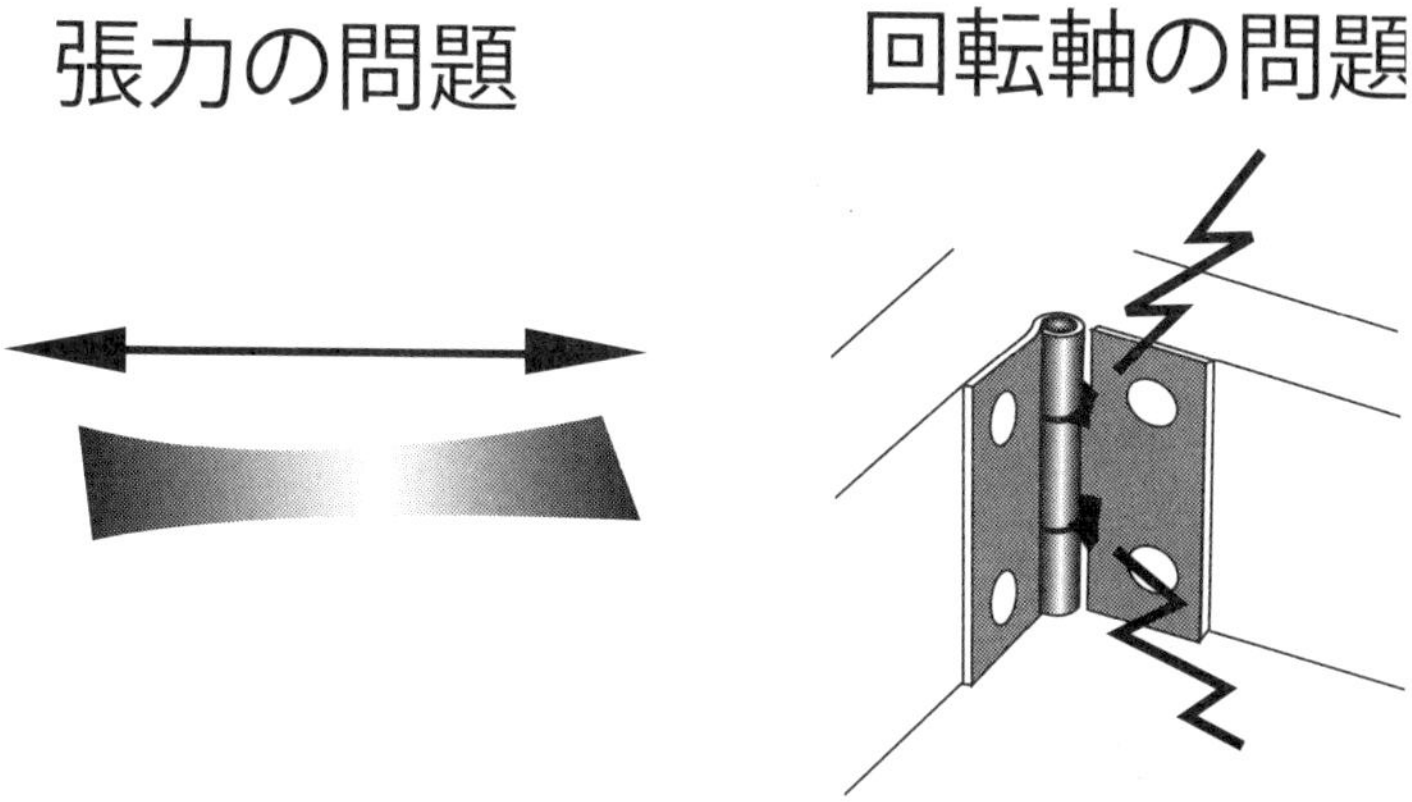

軸をセットにして考えます。

このような方法で動きの調整を行うのは、大半の痛みが動きの問題に由来しているからです。思い通りに動いていないところが痛むのです。そして、思い通りに動くようになると痛みが消えます。関わる関節や筋肉への負担も同時に軽減されています。この原理を「不動則痛《ふどうそくつう》、動則不痛《どうそくふつう》（動かないから痛い、動けば痛くない）」としました。従来の鍼灸で言われている「不通《ふつう》則痛《そくつう》、通則不痛《つうそくふつう》（通らないと痛い、通れば痛くない）」に加えるべきもう一つの発痛メカニズムだと考えています。

筆者が創案した整動鍼は、この「不動則痛、動則不痛」に基づいています。結果的に痛みが取れますが、鎮痛作用を考えたツボを選ぶのではなく、本来の動きに回復させるツボを選びます。こういったアプローチを行うと、「原因解決」、「痛みの緩和」、「再発の予防」を同時並行的に行えます。

ここで、本来の動きとは何かを考えておきましょう。

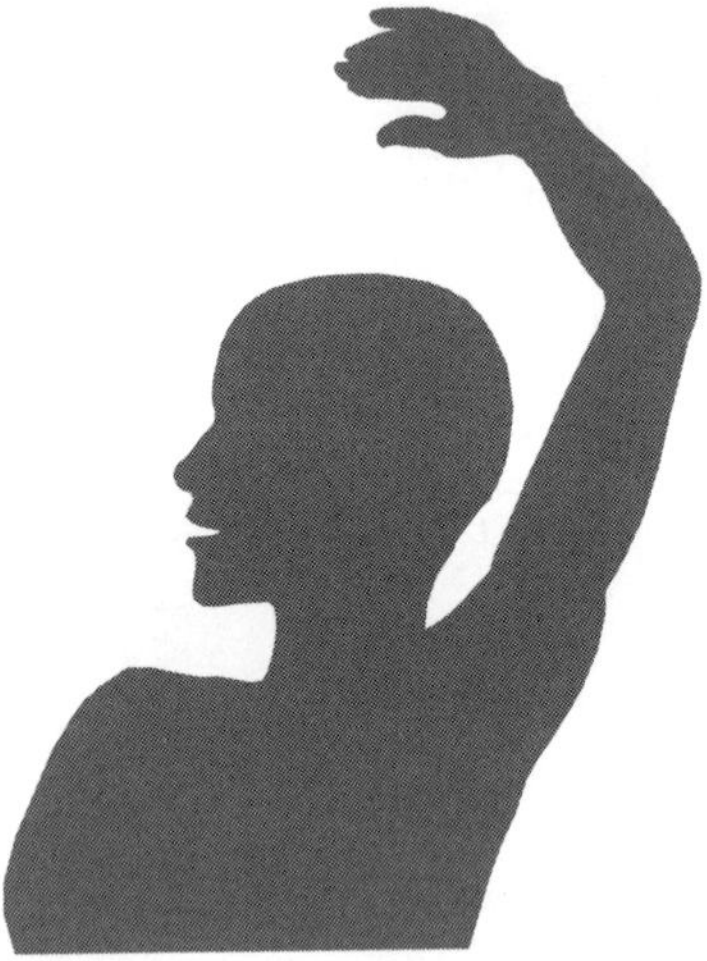

動則不痛

注目して頂きたいのは円運動です。よい動きの中には、キレイな円運動を見つけることができます。整動鍼が整えようとするのは、「円運動の軌道」だと言うこともできます。この円運動を整えるために、張力と回転軸を整えるのです。概ね、張力は筋肉が担い、回転軸は関節が担います。関節部分にも筋肉はありますから、回転軸にも筋肉が関わってきます。

張力の問題と軸の問題では生じる現象が異なります。張力の問題は「つっぱる」という感覚、軸の問題は「つまる」という感覚を引き起こします。これらの感覚が度を超えると痛みになります。張力の問題をイメージするには、ひび割れた古い輪ゴムをイメージするとよいです。伸ばされるほど痛みが強くなることが簡単に想像できると思います。少しややこしいのは軸の問題です。これをイメージするには、ドアの蝶番にゴミが挟まっているような様子を想像してみてください。身体には自己修復力がありますから、循環が良くなれば輪ゴムはビヨーンと伸び、蝶番のゴミもキレイに取り除かれてしまいます。

あとは、こうした見方で、張力と回転軸を調整するポイントを探すだけです。繰り返しになりますが、経絡とは全く別の話ですから、経絡を基準に探すことはできません。張力の関係を見つけるためには、引っ張り合っているところはどことどこだろうか……」とバランス関係に着目します。回転軸は、理論的には張力を発生させている2点の間にあります。多くは関節にあります。

動きの局面では軸も張力も変化しますから、どんな姿勢で何をすると痛むのかが重要です。ただし、解剖学的、運動学的な分析は重要ではありません。一般的な動作分析と根本的に違うのは、連動する筋肉や関節の中で張力と軸を見ていることです。ですから、たとえば、頭と足という関係のように、1つの筋肉で繋がっていない2点にも張力と軸が存在していると見るのです。

3　局所鍼の問題点

痛みや違和感のある所に鍼をする局所鍼と、そこから離れたツボに鍼をする遠隔鍼があります。局所鍼をするのは、鎮痛効果が期待できるからです。薬を使わず、物理刺激のみで鎮痛できることは、薬の副作用を回避できるため大きなメリットがあります。また、コスト面でも有利です。しかし、局所鍼にはデメリットがあることも同時に知っておかなければなりません。できるだけ使わない方がよいと私は考えています。

使わない方がよい理由は3つあります。1つ目は、痛みが増悪するリスクがあるからです。間違いなく言えるのは、鍼の刺激が強すぎた場合は痛みが強くなります。もともと炎症があったならば、その炎症も激しくなります。適切な刺激量を探すことが大切ではあるのですが、そもそも過敏なところに鍼刺激をするわけですから、最適な刺激量を読むことは簡単ではありません。「経験がモノを言う」だけでは片付けられない問題です。

2つ目の理由は、治療効果が限局的だからです。鎮痛に限った使い方をするのであれば、局所鍼でよいかもしれませんが、それは鍼本来の使い方ではありません。ツボの意味を見失ってしまいます。鍼の醍醐味は「ツボを活かす」ことにあります。このことを忘れてしまうと、刺鍼は侵害刺激の副産物を拾い集める作業になってしまいます。

3つ目の理由は、原因が取れないからです。痛みには原因があります。その原因は発痛点にあるとは

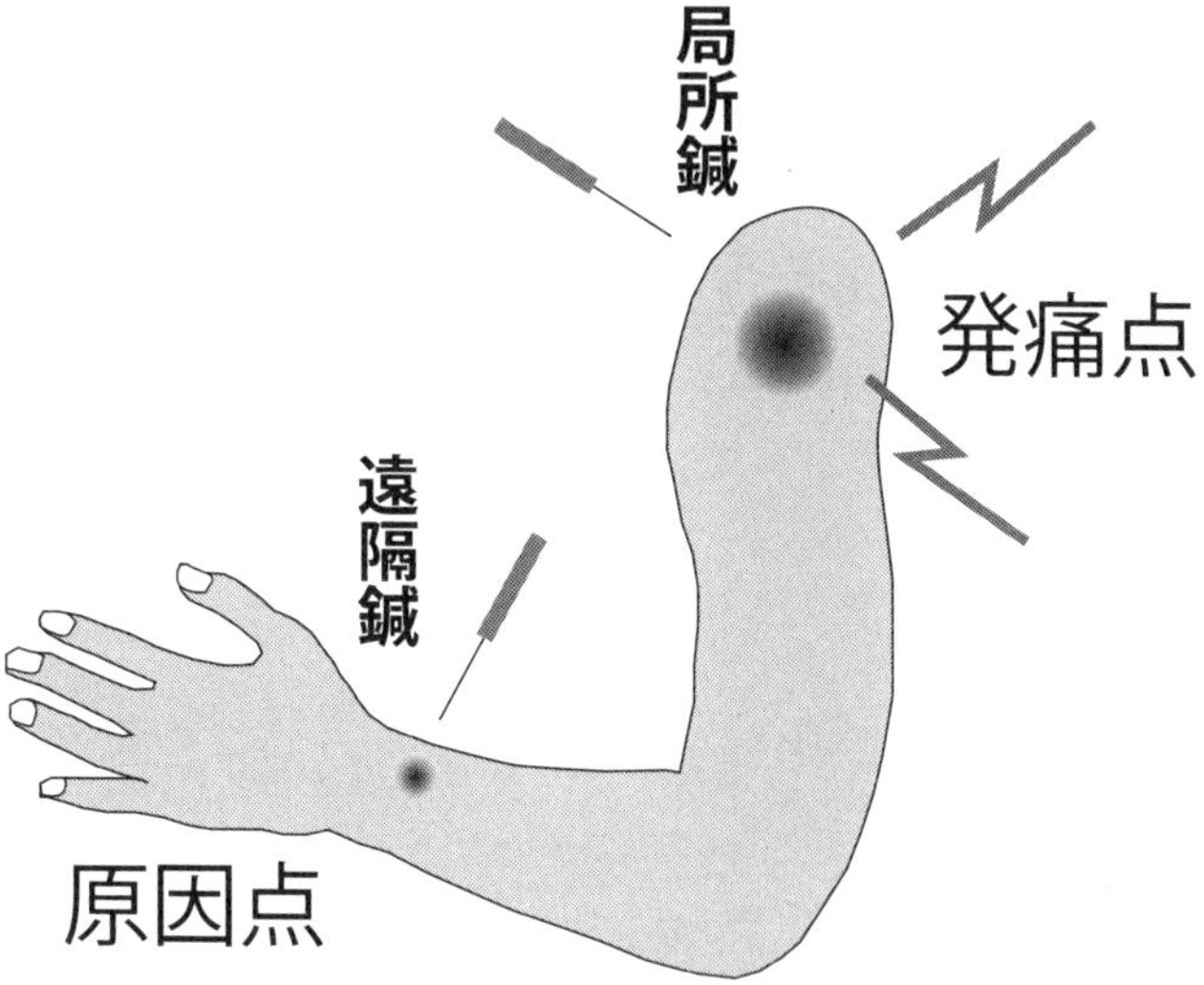

限りません。むしろ「発痛点＝原因点」であることの方が少ないと考えています。なぜなら、実際の臨床では「発痛点≠原因点」と見なした方が断然良い結果になるからです。ただし、原因点にたどり着くには観察力と分析力が問われます。

原因点にたどり着くルートは、いくつもあります。時には、感覚だけで原因にたどり着けることもあるでしょう。しかし、「運」や「調子」という不確定なものに振り回されて、高い確率の医療として行うには頼りないものになってしまいます。

「痛み」に話を限ってしまえば、原因点探しに便利なのは張力に着眼することです。もちろん経絡をベースに探す方法もあります。しかし、この方法では「原因ルート」を絞り込むことはできても、「原因点」を探し出すことはできません。点（発痛部位）に対して線（経絡）で対応

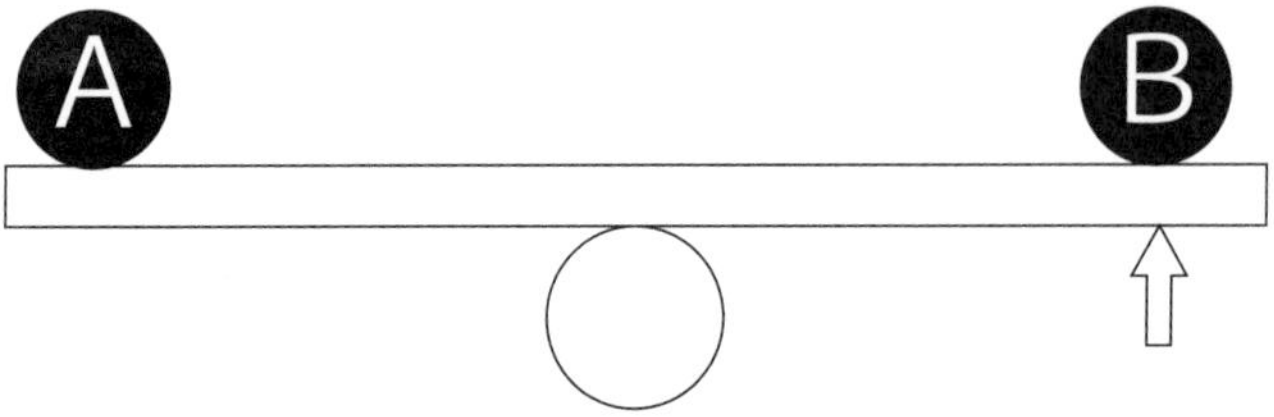

しようとするからです。点に対しては点で応えなければなりません。前項の話を思い出してください。張力で考えると、A点に対するB点が必ずあります。A点とバランスよく引き合う条件を満たせる点は限られてきます。張力を重さに置き換えてイメージすると分かりやすいと思います。シーソーを水平に保ちたい時、片側にAという重りを乗せたら、もう片側に乗せるBという重りの位置は自ずと決まります。一点しかありません。

この関係は経絡上で成立しているものではありませんから、経絡とは切り離して考えなければなりません。経絡からは読み解けないツボとツボとの関係があります。

このように、張力で考えると原因点を一点に絞り込みやすいというメリットがありますが、もう一つ大きなメリットがあります。それは動きが改善することです。張力が整うため、本来の自然な動きが戻るのです。

局所鍼で鎮痛しても、本来の動きが戻るとは限りません。背後には動きの異常が残っていると考えておくべきでしょう。気を付けないと、さらに狂わせてしまうことがあります。刺鍼部位では「筋肉の緩みすぎ」が起きやすいからです。緩みすぎると力が入らず、「だるい」「重い」という事態になります。すると、痛みは取れても身体運動に影響が出てしまいます。

張力の調整では発痛点Aに対して原因点Bを緩めるため、A点の緩みすぎは起こりません。必要な緊張は身体が残してくれるからです。B点の緩みすぎの問題は残りますが、見逃せる程度で済みます。鎮痛してから運動回復を図るという考え方が主流である中、身体運動を回復させながら鎮痛できる方法は特別な意味を持ちます。特に、常に動けることを要求されるスポーツ分野では、この価値は計り知れません。

4：肩こりの原因は肩にない

肩こりの施術を見ると、その鍼灸師のタイプと技量が分かります。

肩こりは慰安的に施術するのであれば難しくありませんが、医療的に施術を行おうとすると難しいのです。筆者なりに慰安的な施術を定義すると、「気持ちの良い施術を追究すること」です。いっぽう、医療的な施術とは「肩が凝らない身体にすること」です。一般的には区別されていませんので、患者さんの立場で見抜くのは難しいでしょう。しかし、はっきりと境界線があります。

慰安的な方から説明しましょう。

コリ感を感じるところ＝患部に鍼をヒットさせることができれば、喜んでもらえます。鍼の響きが気持ちよい時もありますし、鍼をした部分は、鍼の局所的効果によってほぐれます。お灸でも同じです。患部への施灸によってほぐれる効果を得ることができます。ただし、どちらも一時的な効果です。一時的になるのは原因にアプローチできていないからです。

患部に直接鍼をすることも、鍼灸施術において一つの選択です。むしろ、圧倒的に患者さんに理解されやすく支持されやすい方法でしょう。しかし、治るかどうかで考えたら、やはり厳しいものがあります。施術の気持ちよさを追究する慰安の範囲で、医療的にはなり得ません。

医療的であるならば、原因にアプローチすることが条件です。体の仕組みを理解していなければできませんから、慰安的アプローチより高度な知識と技術を要します。原因を考えると、ほとんどの場合、

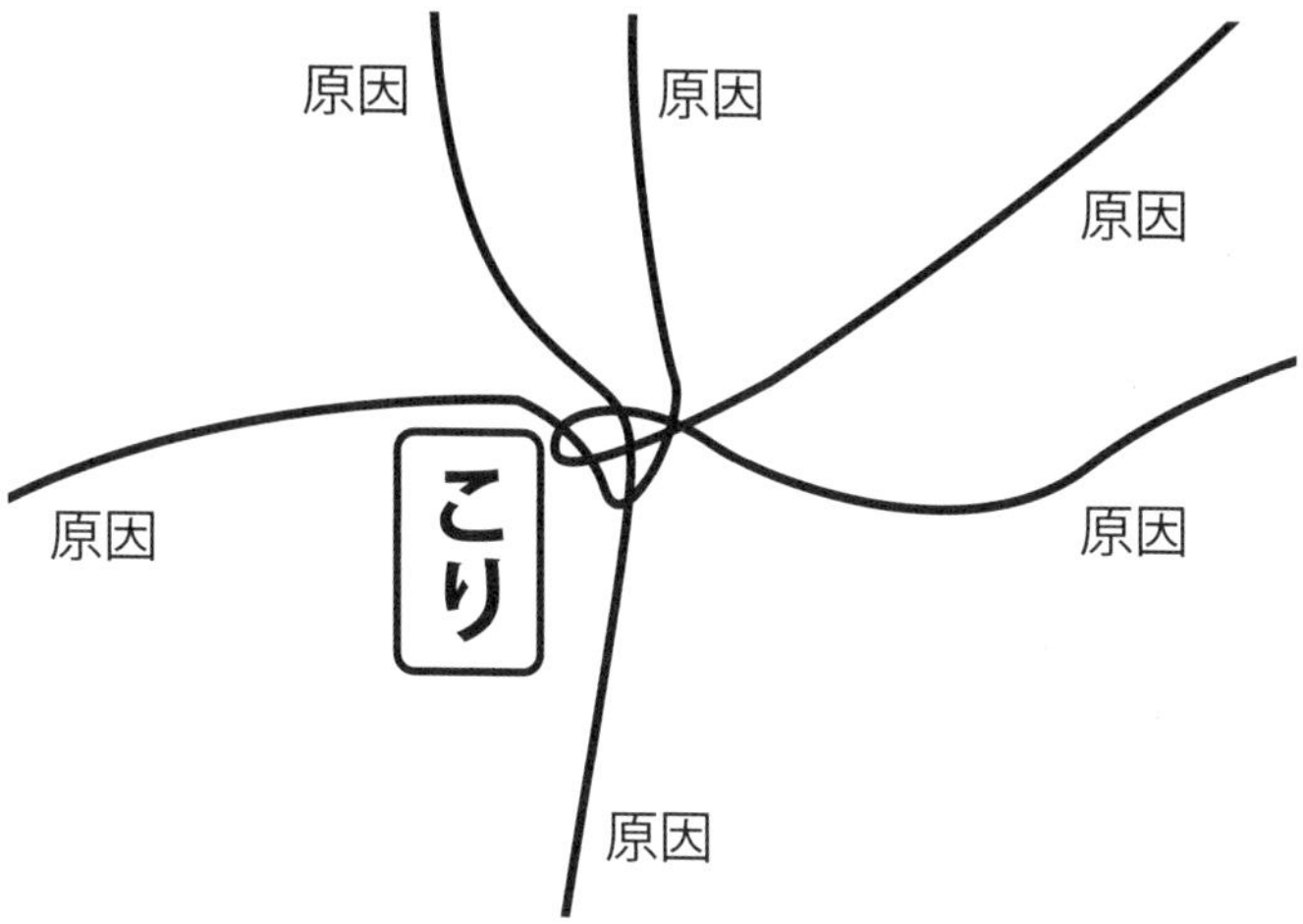

痛みや凝りの位置には原因がありません。

つまり、肩は肩単独で凝ることはありません。紐の絡みが絡み目だけで存在できないとの同じ理由です。紐の絡みを取るには手順が必要なように、肩こり治療にも手順があります。その手順を無視すると治りません。

肩こりを動きの観点から分析すると、①首、②手指、③背中、④胸、⑤腰に原因があります。細かく言えば、⑥膝や⑦足首にも原因があると言えます。つまり、肩こりは全身の問題として捉えるべき症状なのです。

肩こりは動きが止まってしまった症状、と考えてみてください。①〜⑦のどこかに動きにくいところがあれば、肩も動きが鈍くなります。複合的なケースがほとんどです。どこから手を付けるべきか、パズルを解くような感覚です。

見出しを裏切るようになりますが、「肩こりのツボ」というのはないのです。言葉にすると、肩こりは一つにまとまりますが、症状としては多種多様です。患者さんの状態を分析して初めてツボが決まってきます。これが

動きの観点からみた肩こりの原因

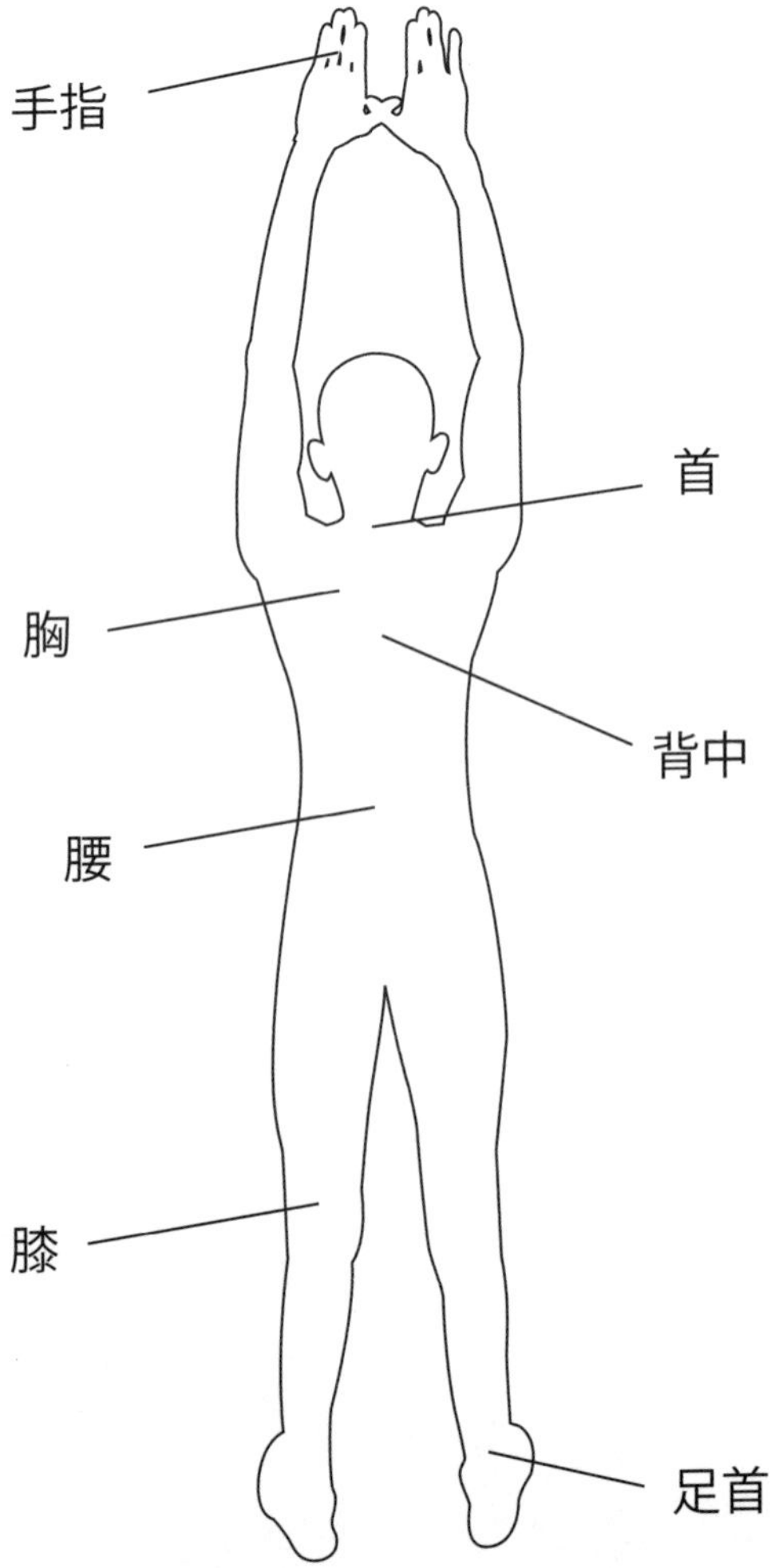

医療的な立ち位置からの回答です。

肩こりと同じ発想で治療できるのが、むち打ちと五十肩です。これらの症状を解説すると具体的なヒントを提供できそうです。

5 むち打ちの痛みが遅れて出てくる理由

むち打ちは、交通事故などで頚椎に強い衝撃が加わって靭帯や周辺の筋肉を傷めてしまう症状です。事故直後は痛みがなく、数日もしくは数ヶ月してから出てくるというケースをよく聞きます。なぜ、むち打ちには時間差が潜むのでしょうか。直後は、気が動転して痛みに気が付かないだけなのでしょうか。そんなことはありません。確かな理由があります。

後ろから見たとき、頚と背中の境界線はどこにあるでしょうか。解剖学的に言うと、その境目は頚椎7番と胸椎1番の間で、そこには大椎《だいつい》というツボがあります。毎日患者さんの体を診て触れている者でも、一瞬で示せるとは限りません。それだけ、頚と背中はなめらかに接続されていて境界線が見えません。むしろ、境界線がないように設計されているのが人体というものです。頚と肩の境界線もあいまいです。頚と肩甲骨は曲線で結ばれています。

「頚椎を痛めた」ということになっているむち打ち症。頚にダメージを受けたとは限りません。もし、頚椎に強いダメージを受けて損傷をしているなら、その場で痛みが出ないと説明ができません。その場で痛みがなく自由に動かすことができれば、頚椎に大きな衝撃が加わったとは考えにくいです。では、どこに加わったのでしょうか。大きく分けて3つの可能性を考えています。肩甲骨、胸椎、仙骨です。

肩甲骨は、頚椎と腕、胸椎と腕を滑らかに接続しています。手や腕に強い衝撃が加わった時、肩甲骨に届きます。すると、肩甲骨に防衛反応が発動し、周囲の筋肉に緊張が生じます。そうなると、頚の動

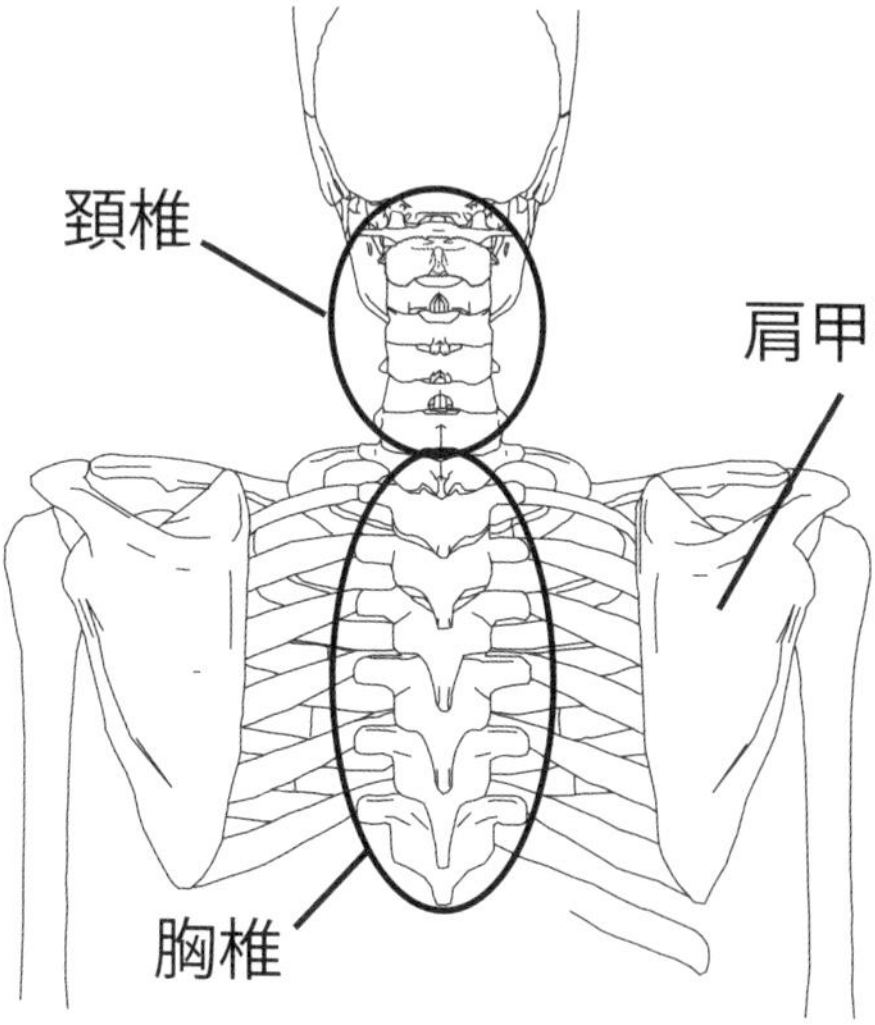

きが制限されます。負荷がほどほどであれば痛みになりません。しかし、生活していれば、可動性に対して負荷が強すぎる場面が訪れます。痛みを感じるのはその時です。

胸椎の場合も同じです。頚椎を下から支えているのは胸椎ですから、胸椎にダメージを受けると頚の可動性に問題が生じます。胸椎に直接ダメージがなくても、肩甲骨を介してダメージを受けることもあります。

仙骨へのダメージも頚椎に影響を与えます。仙骨は脊柱の一番下で、頚椎は脊柱の一番上です。末端同士でバランスを取り合っていると考えれば理解できます。疑問が残るとすれば形状の違いです。頚椎はバラバラなのに仙骨は1つの大きな骨です。

仙骨は1つの骨のようになっていますが、もともと5つあった仙椎が癒合して1つになったものです。構造的には1つになっても、動きを操る仕組みに名残があっても不思議ではありません。そのように考えると、頚椎と仙骨の関係が理解しやすくなります。仙骨の下

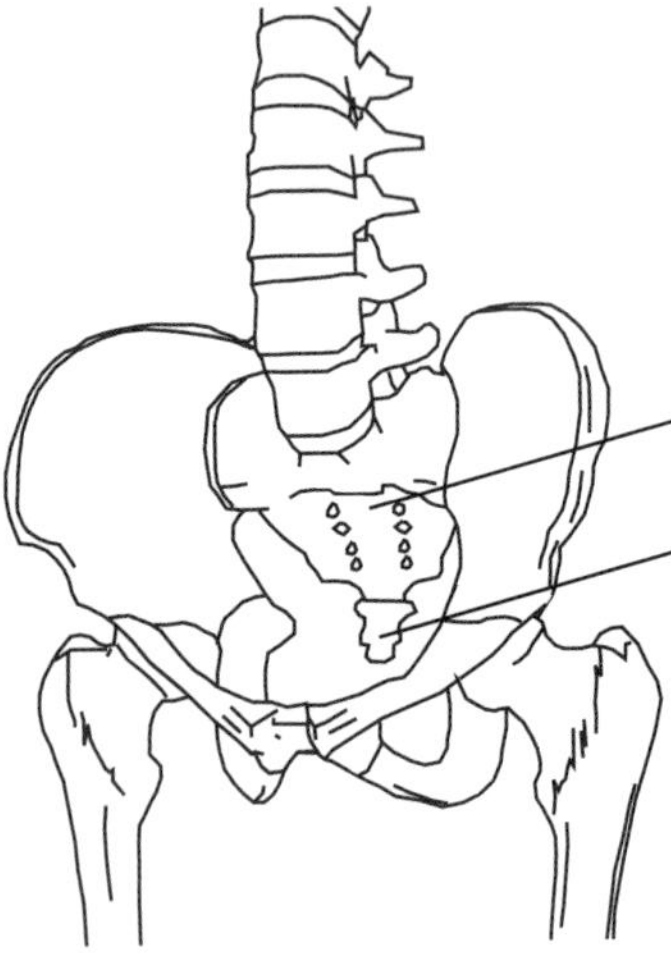

部先端には、尾骨があります。この尾骨が尾っぽの名残であることは知られた話です。尾っぽの役割の1つはバランスを取ることです。頭部との動きと連動させることで、全体のバランス調整を行っていると言えます。

つまり、頚椎の動きを考える時には、それに対応する動きのチェックが必要です。仙骨をチェックすることで、頚椎の状態を推し量ることができます。

肩甲骨、胸椎、仙骨に注目して解説してきましたが、実際の臨床では不十分なことがあります。固定観念に囚われず、柔軟な思考で「なぜ頚が痛いのか」に取り組む必要があります。

むち打ち症状が後から出てくるのは、頚と頚に関わる部位の協調関係が崩れるからです。バランスが悪い状態を放置することで、日常の負荷が積み重ねって頚の動きが限度を超えた時に痛みとなって表れるのです。

このように、頚が動く仕組みに注目すると、むち打ち症状の解消は難しくなくなります。逆に言えば、痛みのある所ばかりを診ていては、症状の本質にたどり着くことはできません。

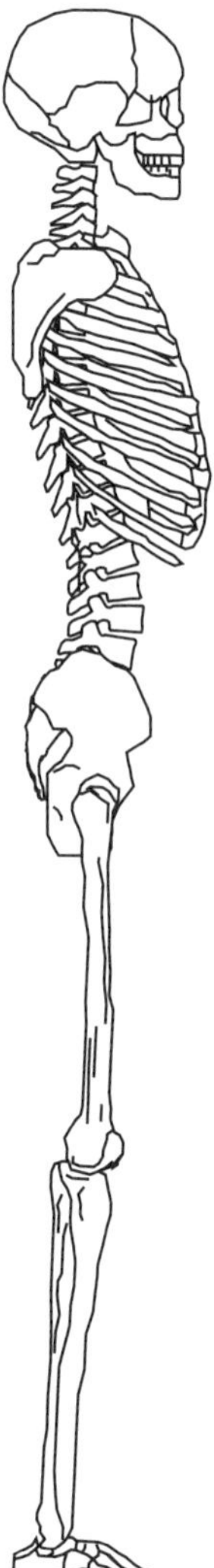

6 五十肩の治療が難しい理由

五十肩の患者さんを苦手とする医療者は少なくありません。正式には肩関節周囲炎といいます。四十肩とも言われ、40代～50代に多く見られる症状であるため、このような呼び名が一般的となっています。

整形外科を受診するも、なかなか治らない痛みに耐えかねて、民間の整体やマッサージ屋さんに流れていく患者さんがたくさんいます。そうしたところでも、苦戦を強いられているかもしれません。

鍼灸院での治療を選ぶ患者さんも少なくありません。「鍼灸だから簡単」とは言えません。私たちも専門知識と柔軟な思考が試されます。

五十肩の治療では、まさにその専門知識と柔軟な思考が試されます。裏を返せば腕の見せ所です。五十肩においても「このツボがよく効きます」と言えるほど単純ではありません。「五十肩の治療はなぜ難しいのか」を理解することができれば、五十肩の治療のヒントを得ることができます。

最初に理解しておかなければいけないのは、肩関節は骨と骨の結合が浅いということです。肩関節は肩甲骨の関節窩という皿状の凹みに、上腕骨の球状の骨が乗るような形です。いっぽう股関節は、関節窩が深く臼状関節と言われ、骨と骨が構造的にしっかりとはまり込みます。

肩関節は、優れた可動性を獲得している代わりにデリケートな構造であることを余儀なくされています。肩を囲う靭帯と筋肉のバランスによって肩関節を維持しなければなりません。つまり、バランスが命です。このバランスが崩れると、靭帯には強い負荷がかかります。負荷のかかった靭帯は炎症をきた

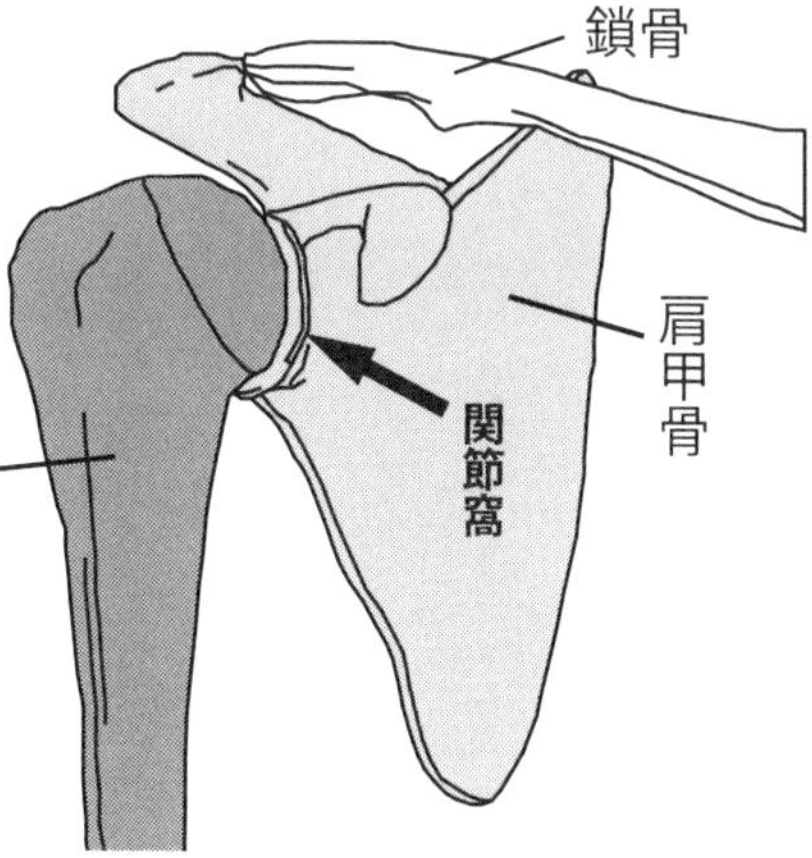

します。これが五十肩と言われている状態です。このように考えると、症状の本当の原因は関節の炎症ではなく、関節のアンバランスだと言えます。

肩関節は、立っている時がもっとも負担がかかりません。寝ている時の方が負荷がかかるのです。眠っている時に強くなるのはそのためです。五十肩は経験しないとその辛さはわかりません。激しい痛みを伴う五十肩を患った患者さんは、この痛みはすぐに軽くしたいものです。患者さんは、「この奥が痛いんです！」と強く訴えます。その訴えを深く受け止めつつも、その患部に鍼や灸をしても良い結果は得られません。その場では軽くなったように感じても、すぐに痛みが戻ってきてしまいます。繰り返しになりますが、肩は負荷がかかりすぎているところであって、そこが原因ではありません。

肩の可動性は、重心の位置と関係が深いこともわかっています。簡単に証明できます。立った姿勢で右足に体重を乗せると、右肩の動きが悪くなります。誰でも実感できます。理由は簡単です。右足に体重を乗せると、その垂直ラインに軸が必要となり、緊張がつくられるからです。その緊張に肩関節が影響を受けるのです。

重心が偏る理由もたくさんあります。右の足首を捻挫すれば、左足に体重を乗せてかばいます。この時、右の肩の動きは悪くなっています。足首の捻挫が治ったあとも、片足に体重を乗せる癖が残ってしまうことがあります。その影響で五十肩になることがあります。そういう時は、重心が元に戻るように調整することが最良の治療になります。従来の鍼灸には、重心を調整するという発想はありませんが、ツボで重心が調整できることが分かってきています。

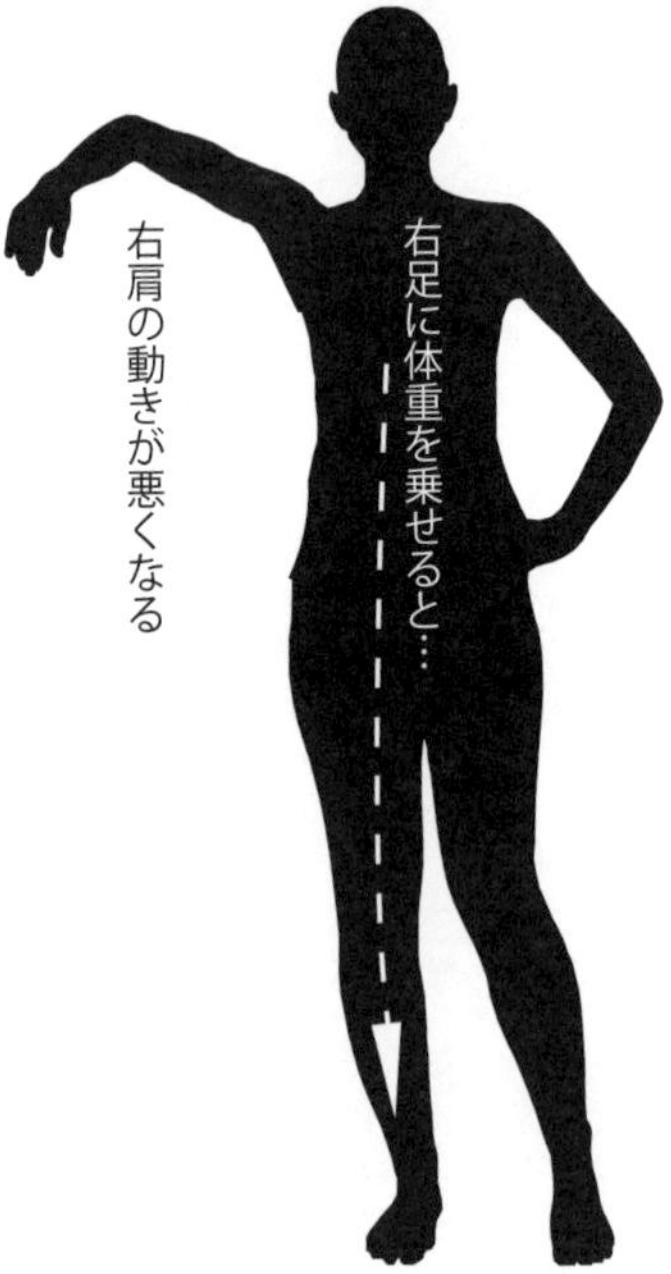
右足に体重を乗せると…
右肩の動きが悪くなる

肩関節の治療が難しい理由は他にもあります。「捻り」の問題です。肩関節を捻る動きは実に巧妙で精細です。脊柱と連動しています。脊柱に触れていると、捻り動作に合わせて脊柱が動くのがわかります。脊柱の柔軟性が肩関節の動きを助けているのです。腕は肩関節から出ているように見えますが、動きのレベルで観ると、脊柱から出ていると言えます。

このように動きで症状を分析すると、いろいろな発見があります。そして、治療に役立つのです。五十肩の解消は難しくなくなります。逆に言えば、痛みのある所ばかりを診ていては、症状の本質にたどり着くことはできません。

第5章

ツボは脳にある!?

1：脳科学が解き明かすツボの意味

ロボットにはツボがなく、人にはツボがあります。この違いを説明するには、ロボットと人の決定的な違いを明らかにする必要があります。人そっくりな精巧なロボットだとしても、バラバラだった部品をつなぎ合わせて形作られたものです。人は違います。一つの細胞である受精卵が分裂を繰り返し、組織や器官がつくられ、最終的に人という個体になっていきます。ロボットは多数から一つの存在を目指して作られているのに対し、人はもともと一つだったのです。

鍼灸の臨床家として、この事実が常に頭の片隅にあります。身体を部品の集合体と見なしてしまった時点でツボの本質を見失います。皮膚や筋肉に対する局所的な作用を引き出す刺激点でしかなくなってしまうのです。局所的作用も鍼灸治療の一部ではありますが、ツボの意義や本当の価値は全身作用にあります。この全身作用をいかに引き出すかを考えるのが鍼灸家であり、真価を問われるところです。

たとえば足にあるツボ。そのツボは足を治すためにあるわけではありません。そもその話をすれば、足は足でありながら足だけで存在できません。個体の部分的様相の一つでしかありません。身体を切り分けて名称付けすることは、肉体構造を整理して分析するには便利ですが、その代償としてパーツ単位の認識が定着し、「一なる存在」として見る目を失わせてしまうことがあります。そうなると、鍼灸家には致命的な問題です。

動きを見ても、身体はパーツが個別に動いているわけではありません。全身の動きは見事に統合され、

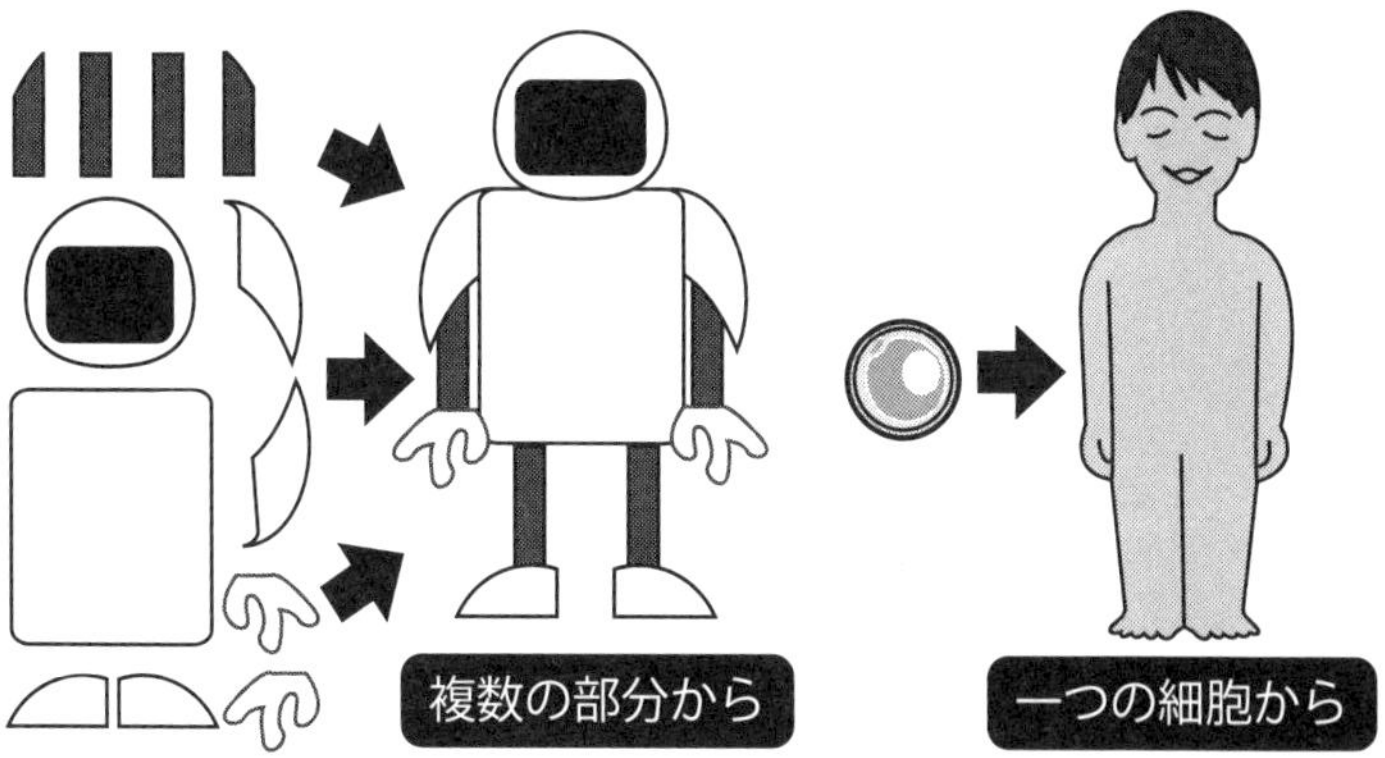

調律されています。説明するまでもなく、こうした秩序を保てるのは脳の働きによるものです。脳は意図的に手足を動かす際はもちろんのこと、無意識に動かす際にも関わっています。たとえば、歩行する際に脚が左右交互に前に出る動きは自動化されています。速く歩くという意識によってテンポや歩幅は自動的に調整されます。ピアノもキーボードのタイプも慣れてくればイメージした途端に指の動きに表れます。考えてみると、私たち自身がつくり出している動きのほとんどは自動化されています。

私たちの肉体を何かしらのアクシデントが襲うと、身体活動に対する統合と調律が乱れます。「痛い」という感覚はそのサインの一つです。アクシデントが過ぎ去ったら、脳にはそれ以前の状態に戻って欲しいところですが、そうはならないことがあります。「傷は治っているのに、痛みが取れない」という状況がそれです。こうした場合にツボがたいへん役立つのです。そのツボは発痛点にあるとは限りません。鍼灸の鎮痛作用を

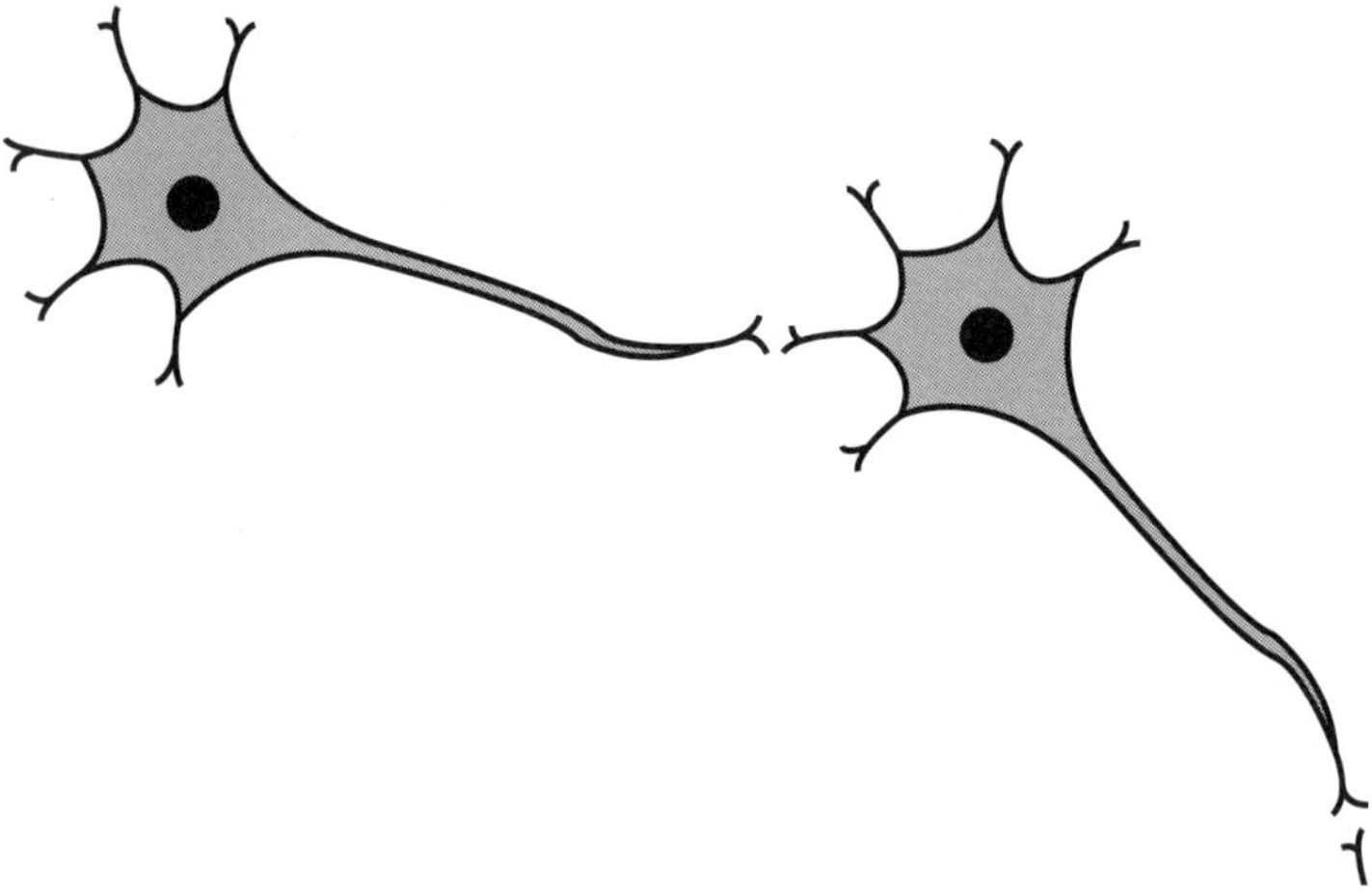

解く鍵は、鎮痛物質ばかりではありません。脳の働きにスポットを当てれば解けるはずですが、時代を待たなければいけないのが現実と言えます。

鍼灸の効果を説明する際に、頻繁に使われるのは「プラセボ効果」です。多くの場合、批判的な意味合いで使われることが多いわけですが、脳とツボの関係が明らかになれば、批評は逆転してしまうでしょう。強力なプラセボ効果を意図的に操るメソッドとして再評価されるはずです。

そうなると「意識」の謎を解くことが重要な切り口となるでしょう。意識に関して、２００４年に興味深い理論が発表されました。ジュリオ・トノーニ教授(ウィスコンシン大学)の「統合情報理論」です。簡単に言うと、意識が脳内の特定のニューロンにあるのではなく、ニューロンの〝つながり〟にあるという考え方です。意識は〝つながり〟によって統合された情報から生まれるとされ、統合された情報でもワンパターンな〝つながり方〟では意識のレベルは高くならず、それぞれが固有の〝つながり方〟をしている方が意識のレベルが高くなると説かれています。

この理論のように、意識のありかをニューロンという物質であると考えず、他との関連性の中から探し出そうという試みは、経穴にそのまま応用できるのではないかと考えています。ツボには実体がありません。しかし、そこには他とは違う〝何か〟があります。感覚そのもので認識できる場合もあれば、肉体や精神の応答によって二次的に認識できることもあります。

ツボに鍼灸をすると感じる〝ひびき〟。これは、脳がつくり出す感覚であり、外部の者がその感覚を取り出すことはできません。それは、目に映る〝りんご〟を取り出せないのと同じです。取り出せるのはニューロンの発火を数量化したものだけです。映画『マトリックス』のように、脳内でつくり出されている認識をそのまま取り出すことはできません。

2 意識もツボも「ない」のに「ある」

ツボの正体は未だ科学で説明できません。皮膚を切り裂いてみても、ツボの正体は見えません。しかし、鍼灸の臨床家として存在の有無を問われれば、迷わず「ある」と答えます。「ツボの在りか」を探すことは、鍼灸師としてのライフワークにふさわしく価値があることです。

「笑いのツボ」が肉体の一部でないように、経穴（ツボ）は肉体の組織の一部であるとは限りません。しかし、笑いのツボが誰にでもあるように、ツボも誰もが秘めています。その在りかを脳の機能に求めていくのがこれからの主流になっていくでしょう。ただ、こうした研究は、予算を持たない民間の臨床鍼灸師が着手するのは難しく、臨床で成果を上げながら待つほかない状況です。脳科学の研究はいっそう盛んになっていくでしょうから、遠くない未来に、脳科学の研究者が「脳とツボ」の関係にメスを入れるかも知れません。

全貌が明らかになるのは、もう少し待たなければいけませんから、臨床鍼灸師の立場から見えている話を書くことにします。最初に確認しておきたいのは、鍼灸の治効機序はほとんど分かっていないことです。解明されているのはごく一部に過ぎず、実際の臨床で目にする光景のほとんどは説明できません。「自律神経」、「自然治癒力」、「鎮痛物質」という言葉をいくら並べても説明しきれないほど、ツボがもたらす効果はバリエーション豊かです。

ツボの研究は「使うツボによってなぜ反応が違うのか」を解明することが主軸となるべきです。鍼灸

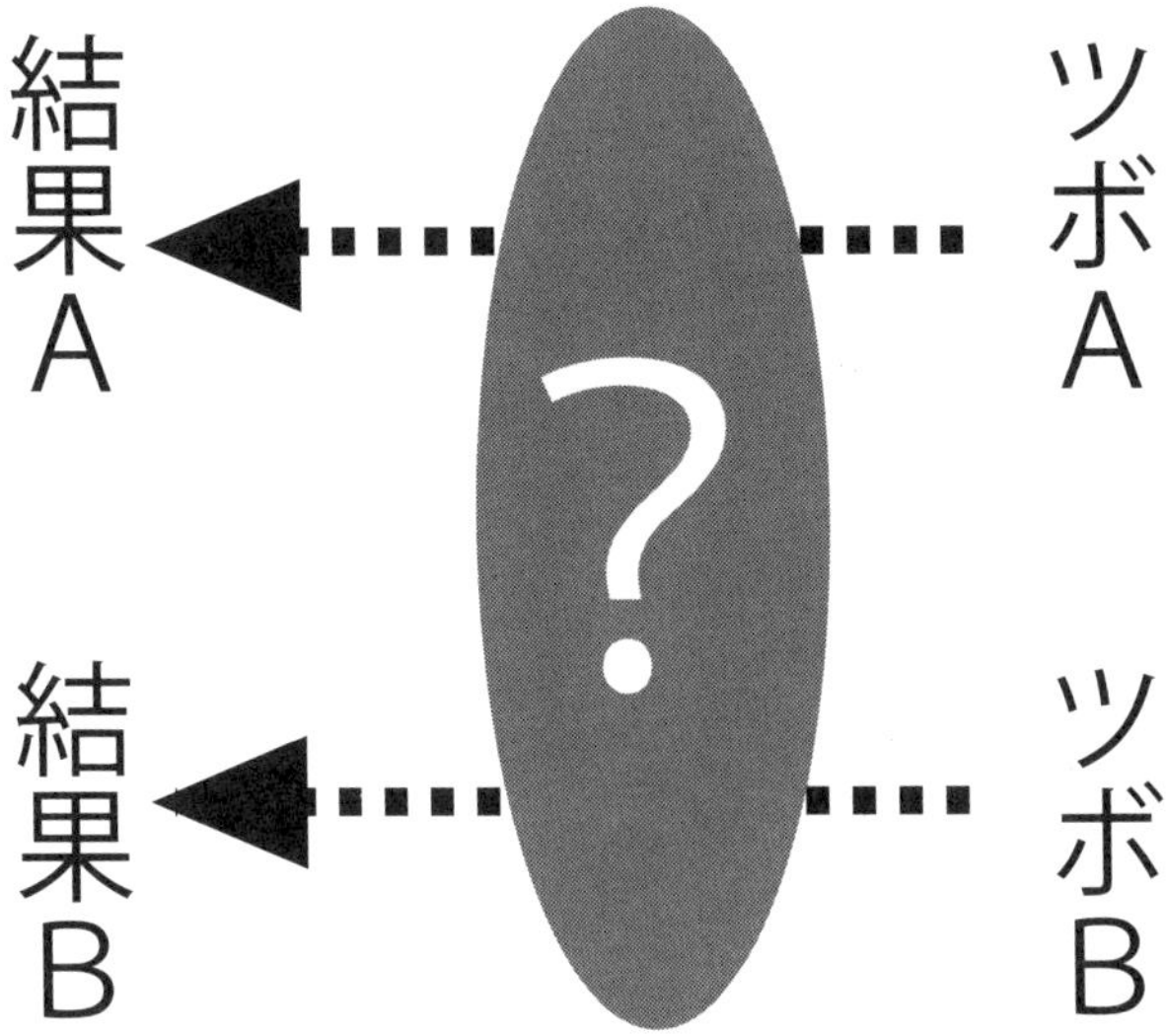

の刺激がもたらす生体反応をいくら調べても、侵害刺激の一面を覗いているに過ぎません。鍼灸の治効機序を侵害刺激の側面のみから考えては、「どのツボでも同じ」という意味になってしまいます。ひいては、伝統をそっくり否定することになりかねません。言うまでもなく、臨床的に重要なのは、体調や症状に合ったツボを選ぶことです。

ここでツボには大きく分けて2通りの意味があることを確認しておきます。1つ目は、筋肉や関節などの痛みに対して、局所的に使うツボです。「患部≒ツボ」という関係です。伝統医学が示すツボの位置よりも、解剖学的な意味の方が重要です。二つ目は、患部もしくは体全体に変化をもたらす特定の位置です。「患部≠ツボ」です。解剖学的な知識から決まるものではありません。

使うツボによって肉体や精神にもたらす効果が違うことは、経験的に明らかなことです。残念ながら科学的にそれを証明することはできません。

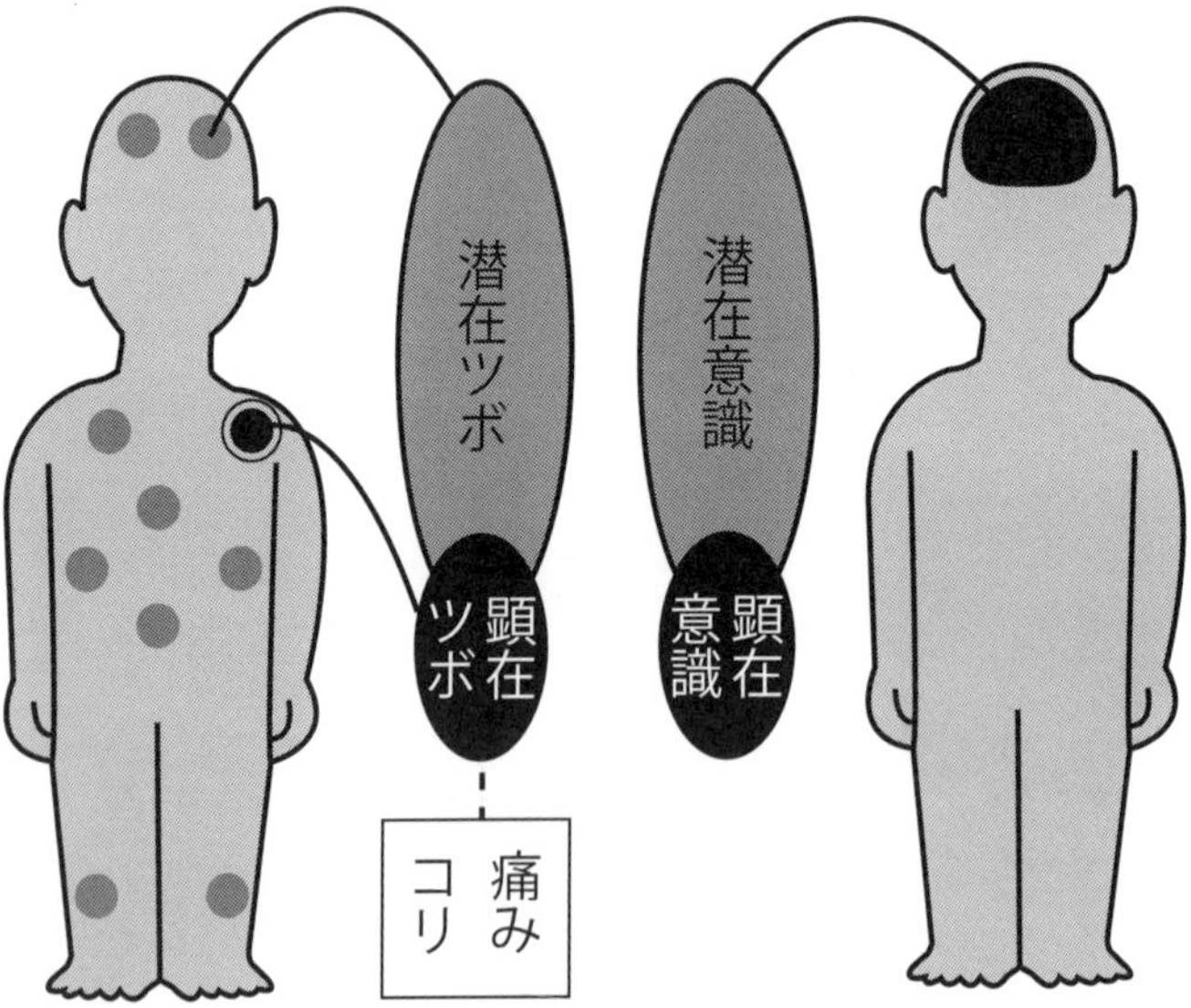

ツボAとツボBでは何が違うのかが科学的にはわからないのです。もちろん、解剖学的アプローチには限界があります。ツボに実体がないからです。

ツボのように実体がないにも関わらず、誰もが「ある」と認めているものがあります。それは意識です。意識は、脳の機能が生みだしているところまでは分かっていますが、意識の実体はつかめていません。ツボと意識は、このように「ない」のに「ある」という共通点を持っています。もし、ツボは意識が生み出すもの、もしくは意識そのものだと考えるならば、「ツボとは何か」に答えるには、「意識とは何か」の答えを待たねばなりません。

意識には、自覚できる顕在意識と自覚できない潜在意識があります。顕在意識は意識全体の10%だと言われています。諸説あるため正確な数字はわかりませんが、いずれにせよ潜在意識の方が圧倒的に多いでしょう。同様に考えると、ツボにも自覚できる顕在ツボと自覚できない潜在ツボがあると言えます。自覚できる例として「痛み」や「コリ感」があります。これらの感覚はツボ全体の10％にも満たないだろうと想像できます。意識がなければ思考ができないように、ツボも肉体を統合するのに欠かせないものだと考えています。ツボは肉体に散りばめられた意識の一部であり、肉体を統合する役割を担っていると考えてみてはどうでしょうか。

3：脳のオーバーヒートを防ぐツボの役割

前項は「経穴（ツボ）は肉体を統合する役割を担っている」という仮説を立てたところで終わりました。今回はその続きです。さっそく、肉体を自由に操るための仕組みを考えてみましょう。

私たちの体には神経が張り巡らされています。感覚神経によって情報を受け取り、運動神経によって動きをつくり出しています。この他、自律神経が内臓の働きを調整しています。そして、こうした神経を取りまとめている中枢神経があります。ツボはこれらの神経すべてと関係があります。とはいえ、ツボは神経の一部ではありません。「ツボが何であるか」という議論に答えは出ていませんが、ここでは意識の一部であるという考え方を展開しようと思います。

意識の大部分を占めていると言われる無意識も、思考や運動に大きく関わっています。環境や状況は常に無意識が監視しているので、体を動かす際には必ずしも意識を必要としません。スポーツや習い事の練習は、意識的な行為を無意識に落とし込む作業だと言い換えることができます。無意識への落とし込みは特別なことではなく、日常生活の中で常に行われています。

意識を生み出しているのは脳です。その脳はコンピュータを越えた情報処理装置です。処理速度においても優秀ですが、強調したいのは省エネ設計であることです。肉体が持つ情報量は膨大です。まともに処理しようとすると大きなエネルギーが必要です。脳科学の知見によると、脳は真面目に情報を処理しているとは言えません。オーバーヒートすることがないよう、情報処理にかかる熱量（消費カロリー）

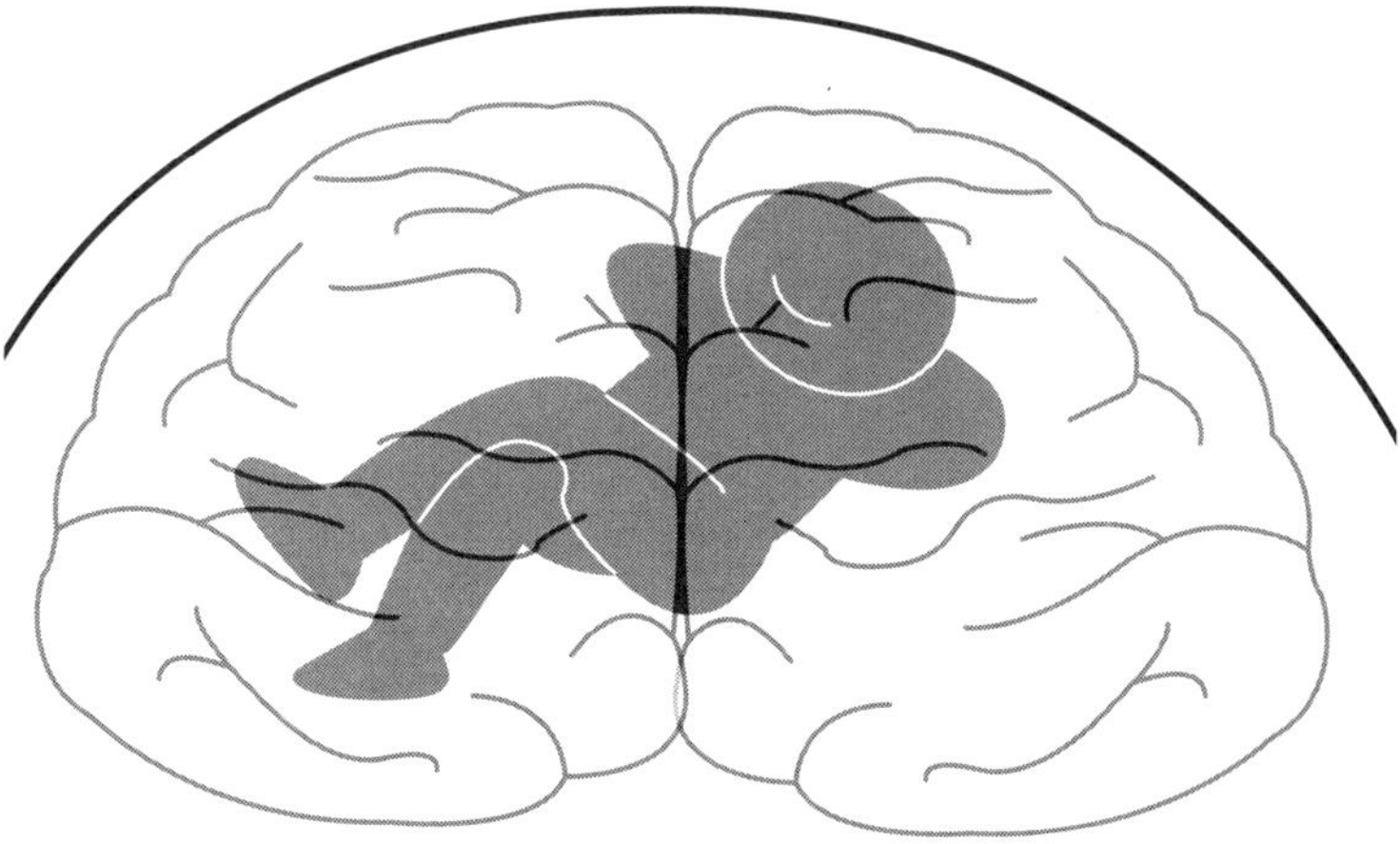

が最少になるように、巧妙な手抜き処理をしていることが分かってきています。

詳しく解説する前に、肉体が持つ情報は均一ではなく、構造的に濃淡がつけられていることを確認しておきましょう。たとえば、臀部と指先では触覚の密度が大きく違います。情報量は皮膚面積に比例していないわけです。筋肉を動かす情報量も臀部と指先では違っているため、指先の方が繊細に動かせます。やはり、脳が扱う情報量は筋肉の体積に比例していません。また、同じ部位であっても時と場合によって情報量が変わるため、事は複雑です。

次に、体を動かす命令について考察してみます。人間とロボットでは情報処理が異なっています。ロボットを操ろうと思ったら、それぞれの問題に対して角度と速度の情報をタイミングよく送らなければなりません。実際の人間はそうしたことをしていませんし、そういう感覚も

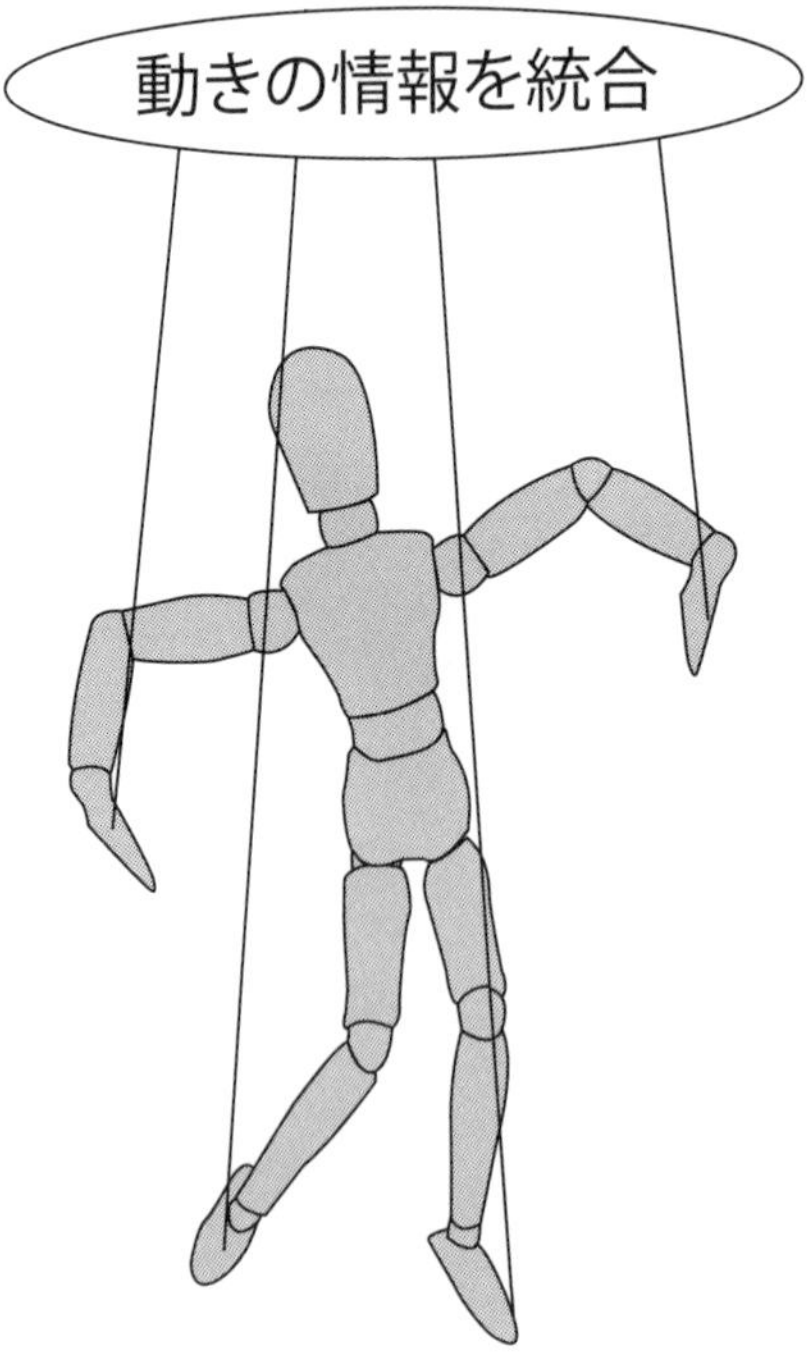

ありません。私たちが手足を動かすのに必要なのは感覚やイメージです。本能的な動きには感覚やイメージすら必要ありません。訓練で何度も同じことを繰り返すと、勝手に動いている感覚に変わります。このように、複雑な手続きを必要とせずに操ることができます。「歩く」という動きを作ろうとしなくても、朝起きてトイレに行きたくなれば、自動的に立ち上がって歩きだしています。

動きの単純化と自動化をイメージするには、糸で吊って操る人形を思い浮かべることをおすすめします。上手な演技者は、生きているかのように人形を巧みに操ります。細かいしぐさまで、豊かに表現する技巧に惚れ惚れします。複雑な機構があるのだろうと、視線を上に向けてみると驚きます。操る糸は、それほど多くありません。腕や脚に数えられるほどしか付いていません。

人間の複雑な動きを、数少ない釣り糸で操作できるのは「動き」の情報を整理して圧縮しているからです。動きの情報を釣り糸で見事に統合しています。この「統合」がツボを理解するために重要なキーワードになります。ツボは肉体の情報を統合する最小単位としての役割を担っている可能性が高いのです。こうして考えると、ツボというものは脳が効率よく情報処理するために必要なユニットの一部です。このユニットは物体として存在するわけではなく、肉体の特定の位置を特別扱いする「動き」です。この「動き」の中にツボがあり、無意識の一部であると考えています。

幻肢痛というものがあるのをご存じでしょうか。病気や怪我で切断した腕や脚に痛みを感じるものです。あるはずのない四肢から痛みを感じる現象は、高い割合で起こると言われています。こうした現象は『痛み』を感じるには発痛点より脳が必要である」ということを物語っています。痛みを消そうと思うなら、脳に働きかけることが必須なのです。遠隔のツボがそれを可能にします。腕や脚にあったツボは、実体を失っても脳の中に残っていて他のツボとしっかり繋がっているからです。

4 ツボが織りなすネットワーク

脳を調べるほど、脳は肉体の各部を平等には扱っていないことがわかります。肉体は、脳の都合によって「重みづけ」されています。それは先天的なルールに加え、後天的に獲得するルールがあります（たとえば楽器やスポーツの練習によって）。私は、この仕組みに注目しています。ツボの謎を解くために重要な視点だと考えています。

さっそく結論的な話になりますが、私の認識では「重みづけが強い所」がツボです。肉体の情報が凝集している、情報の密度が高い所です。それだけでなく、周辺情報と関連情報が集まって、情報が交叉しています。ツボとツボがネットワークを形成し、情報を統合するグループに分かれていると考えています。一つのツボが一つのグループに属しているとは限らず、複数のグループを掛け持ちしていると想像しています。つまり、情報を統合する最小ユニットでありながら、ハブのような役割を担っているのがツボであるという見方です。

掛け持ち構造をしていると考えるのは、そうするとグループとグループの間に情報のやりとりが有利になるからです。グループが形成されていれば、脳の情報処理は効率がよくなります。

つまり、ツボは情報をグループ化するための要所なのです。ツボがあることによって、脳は膨大な情報を効率よく処理できていると考えられます。脳がラクをするための仕組みとしてツボは必要なのです。

このような仮説に基づけば、ツボに鍼や灸をすることは、最小単位の情報統合機能を本来の状態に回

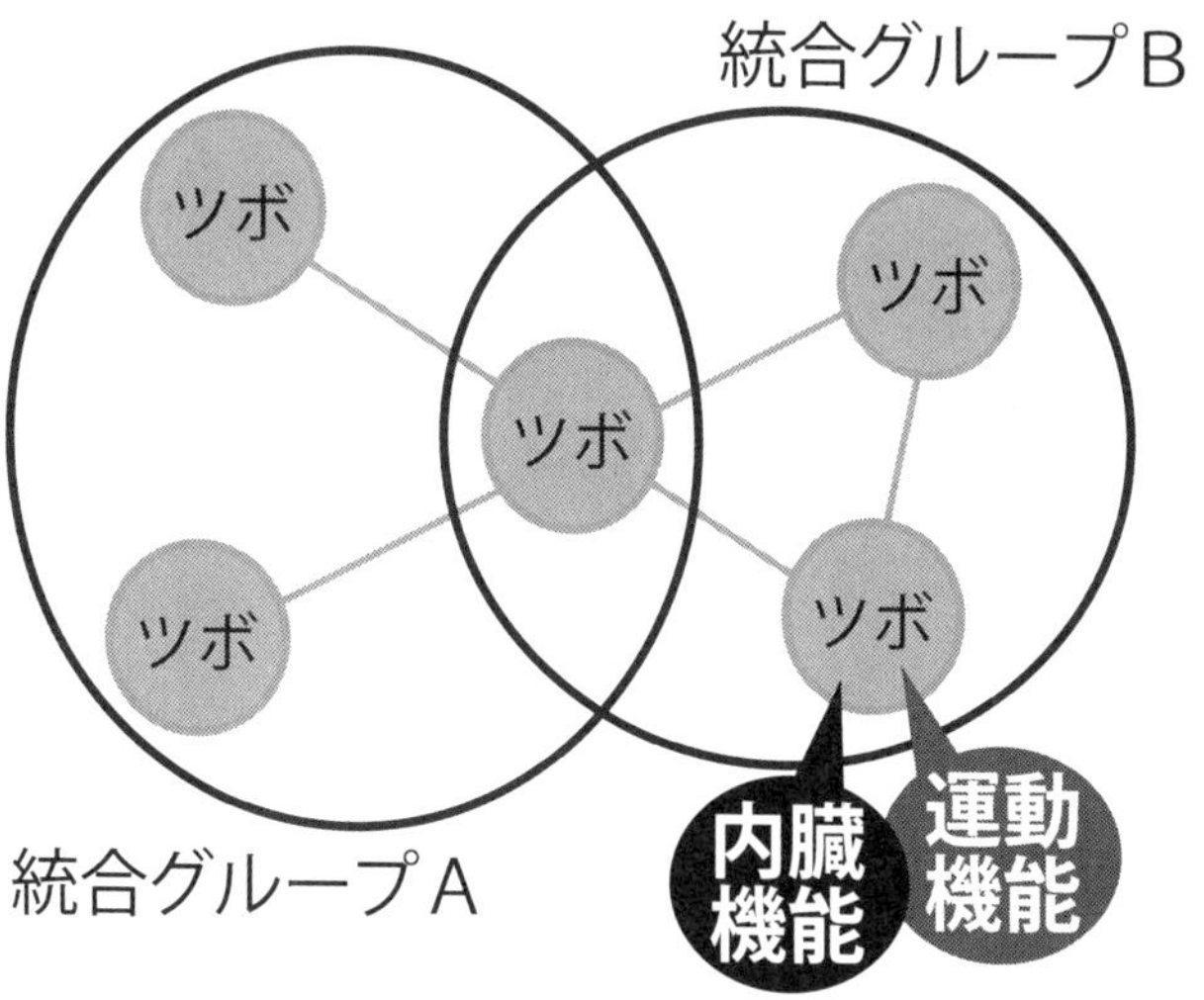

復させることです。最小単位の構成は、様々なパターンを推測できます。たとえば、皮膚、筋肉、内臓、血管など、組織で分けられている単位。また、手、足、頭、腹、背など、部位で分けられている単位。

臨床経験からして、ツボは組織情報と部位情報が交叉しています。たとえば、胃腸の調子を上げながら脚の疲労を取ることができます。このようにツボから内臓と筋肉の調整を同時に行うという発想は、鍼灸学が培ってきたものです。優れた鍼灸家は当たり前のように、こうした特性を利用しています。

東洋医学では、人体を多数の部品からなる存在として観ることはありません。一《いっ》なる存在として、精神も含めて全体をそのまま観察します。こうした捉え方がもたらす臨床効果は計り知れませんが、そのいっぽうで感性に依存する傾向があるように思います。

これからは全体像を観察しながらも、一つひとつの構成要素に目を向け、その連続性に着目する時代に入ってくるでしょう。この第三の見方とも言えるのが

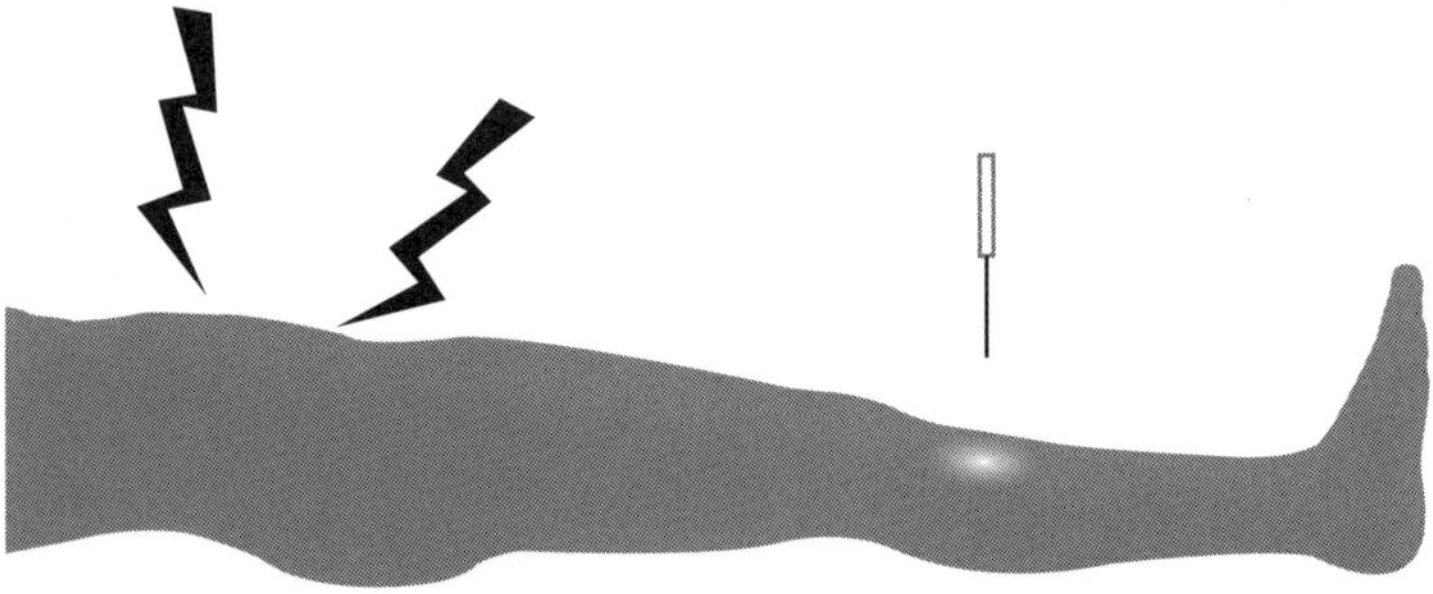

統合性です。この統合性の理解を助けてくれるのが「動き」です。

手足に張り巡らされた感覚神経や運動神経は、それらの機能を単体として観察してしまうと、内臓の働きと無関係のように見えます。しかし、ツボという単位で理解すると、内臓の情報が手足のあちこちで統合されていることがわかります。スネにある上巨虚というツボに鍼をした途端にお腹が鳴ります。偶然として片付けられない確率です。

興味深いのは、四肢の筋肉などの運動機能の中に、内臓機能の情報が折り重なっていることです。これは、「動く」ことが内臓機能を正常に保つために重要であることを意味していると言ってよいでしょう。ツボは動きと内臓機能を同時に整えることができる要所です。この性格を利用すれば、動きを分析することで内臓の状態を知ることができます。動きは、それ自体が生命活動を表す重要な情報なのです。

つまるところ、感覚神経も運動神経も原始的に考えれば「動く」ために生まれました。中枢神経が発達する以前から、生命は「動き」を手に入れています。動けることで「逃げる」や「食べる」という原始的な営みを達成し、そこから高度な機能を獲得してきたのです。こんなふうに考えてみると、ツボは人体の原始的機能に作用していると理解できます。

5 緊張を緩めるだけでは無責任

「鍼灸をしたら体が軽くなった」というのは、よくある感想です。しかし、逆もあります。「鍼灸をしたら体がだるくなった」という感想です。こうした感覚の正体は何でしょうか。「動きやすさ」と「動きにくさ」で考えると理解しやすいでしょう。

「動きやすい」とは、筋肉が適度に緊張していて、必要な時にすぐに収縮と弛緩を繰り返せる状態です。動く際に痛みが伴わないことも重要な条件です。いっぽう、「動きにくい」パターンは2つ。筋肉が過度に緊張して筋収縮と筋弛緩が繰り返せない状態と、弛緩しすぎて十分な筋収縮を起こせない状態です。

前者の「筋肉の過度な緊張」は2つの問題を引き起こします。1つ目は、待機時に過度な収縮をしているため、そこからの収縮幅が少なくなってしまうこと。その結果、パワーが出せません。もう一つは不必要な緊張によって、動きに振動（ブレ）が入ってしまうことです。この状態が長く続くと筋肉や関節に負担がかかり、痛みが出現します。そうなってしまうと、痛みを回避する動きが出てしまい、本来の効率のよい動きからさらに遠のきます。

後者の「弛緩しすぎて十分な筋収縮を起こせない状況」は、無計画な鍼灸施術が招きます。鍼灸には、刺鍼部の筋緊張を瞬時に軽減させる作用がありますから、この作用を引き出しすぎると、動くために必要な緊張まで奪ってしまいます。そうなると、受け手はだるさを感じます。

筋肉の過緊張が一線を越えると痛みになるため、過緊張部位そのものが発痛点になります。その場

過緊張

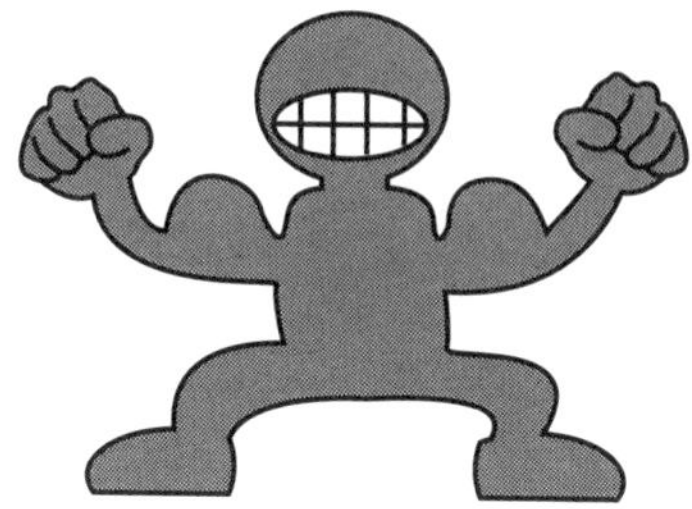

弛緩

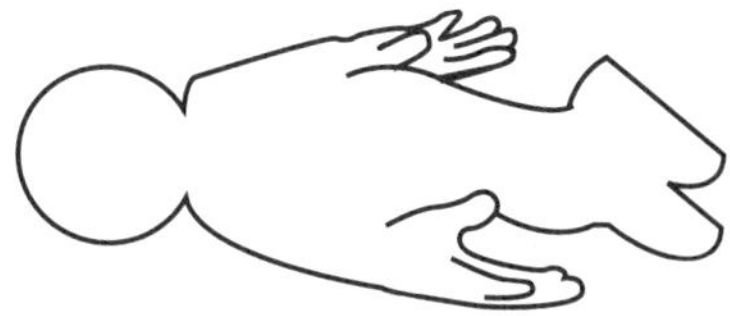

合、発痛点そのものに刺鍼すれば狙った過緊張が解けます。痛みも軽減しますが、必要な緊張までも奪ってしまいます。

過緊張しているところは、肉体に負担を背負っている部分であり、見方を変えれば拠り所でもあります。そこが負担をしてくれるから他が楽をできるのです。何の考えもなく発痛部位の緊張を解いてしまうと、拠り所を奪ってしまいます。ですから、痛みが取れても、肉体と精神は次の拠り所を探してさまようことになります。その結果、痛みが取れても動きが狂ってしまうのです。しかも、その動きの狂いは次の痛みを生み出します。この痛みは好転反応とは呼べません。こうした理由から、筋肉の緊張を解く場合には注意が必要なのです。

施術後の緩み過ぎ（＝動きにくさ）を受け入れる考えもあります。つまり、鍼灸施術後に感じる「だるさ」を仕方ないものと解釈するのです。そう考えてしまえば、全身の緊張を遠慮なくリセットすることができま

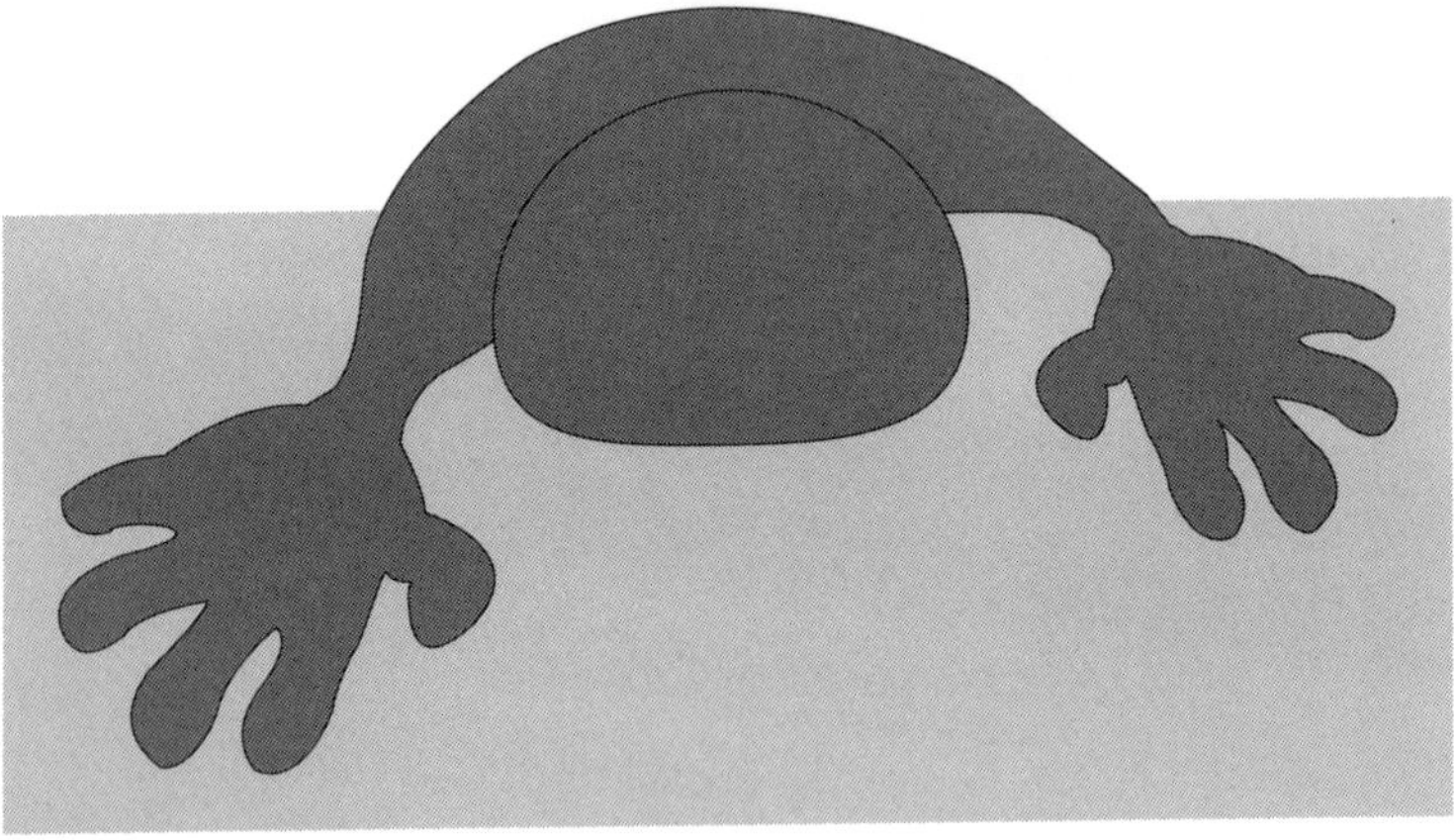

す。どこにも力が入らない状態にされた肉体は、どこに力を入れたら動けるのだろうかと、動きのパターンを再構築しようとします。

良さそうに思いますが、こうした方法には大きな欠点があります。使うツボと鍼がどんどん増え、患者さんの負担も大きくなってしまいます。また、鍼灸施術の後に体が動きにくくなるので、施術直後のスケジュールまで奪ってしまうことにもなります。しかも、筋緊張のパターンを毎回リセットされるため、学習がキャンセルされてしまいます。その結果、最適な筋緊張を取り戻すまで時間と回数がかかってしまいます。数ヶ月単位、時には年単位で考えなければならないかもしれません。時間もコストも膨らむため効率が悪いのです。

言うまでもなく、短時間、短期間、最小刺激で、肉体的にも経済的にも負担が少ない施術が理想です。動きの妨げになっている局部の筋緊張を取り除くのではなく、動きそのものを整えることで、結果的に筋緊張を解いていくという手法があります。こうした手法を「整動」と呼んでいます。

6 自信がなければ遠隔のツボは使えない

鍼灸師は何のために鍼灸をするのでしょうか。それは患者さんが悩む症状を改善するためです。時には命を救うためです。鍼灸をする先には必ず目的があります。鍼灸治療は肉体にも精神にも働きかけることができます。ただし、鍼と灸だけあっても何にもなりません。楽器は、奏でる人がいて初めて旋律に酔うことができます。鍼灸も、操る人がいて初めて効用を感じることができます。

その効用は、まず鍼をした局所で感じ取ることができます。鍼には著しい局所作用があるからです。痛みを緩和したり、筋肉の緊張を解いたりすることができます。この局所作用が体感しやすいために、多くの鍼灸師がこの局所作用を利用しています。ですが、忘れてはいけないのは、局所作用は鍼と灸の一部にすぎないということです。この局所作用のみで「鍼灸とは何か」を語ることは、鍼灸の成り立ちや歴史を無視するのと同じです。

もし、鍼灸医学が刺鍼点のみの効果であるならば「目の治療は眼球にする」ことになってしまいます。実際、眼精疲労や麦粒腫の治療に眼球への刺鍼をすることはありません。いわゆる「目に効く」とされるツボに鍼灸を施すことで目の悩みを解決していきます。巧みであればあるほど、その作用は大きなものになります。良くも悪くも鍼灸は術者次第です。

バットを持っても野球を知らなければヒットは打てません。運よくボールに当たったとしても点を取ることはできません。鍼灸も鍼と艾を与えられても、鍼灸医学を知らなければ効果を引き出すことはできません。とはいえ、刺鍼点には何かしらの局所作用が生じるため、限られた範囲で効果を得られるとも言えます。

ここまでの話で言いたいことはただ一つ、「局所作用は鍼灸のほんの一部である」だけです。使い手の怠慢があると、局所効果のみで終わるのが鍼灸というものです。仮に局所作用のみが鍼灸であれば、代わりはいくらでもあります。鍼灸でなければならない理由を見つけるのは難しくなります。鍼灸師になったからには、鍼灸特有の効果を引き出し、鍼灸ならではの領域に入って仕事をしたいものです。

そう思っているのは私だけではないはずです。しかし、局所への刺激を多用しがちな傾向があるように思います。それはなぜなのでしょう。思うに、局所に鍼灸を行うことで「主訴（訴える症状）」に対してしっかり治療を行った」という事実が担保されるからではないでしょうか。治療効果が「優」であろうと「可」であろうと「治療をした」ことを患者さんにアピールすることができます。患者さんの立場でも、つらい場所に何かをされたなら、成果に関わらず施術内容が妥当だと判断するでしょう。局所刺激は、双方にとって分かりやすい落とし所になるのです。

時には、局所へのアプローチがベストである場合もあります。ただし、全てがそうではありません。症状を訴える位置は単なる発痛点であり、原因は発痛点とは離れたところにあることもあるのです。私の経験では、発痛点からは離れたところ、ともすれば患者さんが「なぜそこに？」と思うようなツボを使った方が著効を得られます。

鍼灸治療の現場において、効果のあるなしを判断するのは患者さんです。病院のように検査数値で治療成果を評価しにくいため、結果的に患者さんの主観に委ねる場面が増えます。患者さんの受け取り方次第という流動的要素があることが鍼灸の課題です。「効いた気がする」で満足していたら、鍼灸の未来は閉ざされてしまいます。ですから、脈診のように術者のみが変化を観察する方法では客観性・公平性は永遠に訪れません。脈診の臨床的意義や価値に口を挟むつもりはありませんが、説得力に欠ける方法であることは看過できません。もし「脈診は説得力が足りないから、治療した事実を担保できる局所刺激も行っておく必要がある」という理屈が施行されているならば、それは不利益しかもたらしません。

ずばり言えば、遠隔アプローチに必要なのは「効いている」という確証です。まず、鍼灸を施す鍼灸師が自信を持つことです。「自信がないから局所刺激をする」というのは、医学とは無縁な感情的な事情です。

保険診療と違って鍼灸は自由診療がほとんどです。全額負担を強いられる鍼灸は、患者さんにとって安価ではありません。要求レベルは自ずと高くなります。遠隔アプローチで何の効果も感じてもらえなかったら、見当外れの治療をしたと解釈され信用を失う可能性があります。中途半端な遠隔アプローチなら、下手な局所アプローチの方が評価されてしまうのです。ですから、遠隔アプローチを行うなら圧倒的な効果が必要なのです。さらに、その圧倒的効果がしっかりと患者さんに伝わらなければ意味がありません。

私自身の挫折や試行錯誤から生まれたのが「整動」という概念です。ツボの効用を「動きの変化」で確認できるので、患者さんと術者、さらに第三者までもが視覚的に効用を捉えることができます。遠隔アプローチに自信が持てない鍼灸師ほど知ってほしい概念です。鍼灸の効果が目で見えるようになると、臨床のハラハラがワクワクに変わっていきます。

第6章

ツボの味わい方

1 ツボとの関係は恋愛と同じ

よく使われるツボがあれば、そうでもないツボもあります。学校で習ったツボが平均的な頻度で使われることはないでしょう。よく効いたという経験が何度か重なれば、ツボに対する信頼感が芽生え、使用する機会が増えます。ツボには明確なガイドラインがありませんから、経験値に大きく左右されます。

経験豊富な鍼灸師でも、一度も使ったことがないツボがあると思います。使用されるツボは流派や学派による傾向や、個人的な趣向があります。たとえば、手首にある養老というツボ。臨床経験が多い鍼灸師でも使用頻度は高くなさそうです。明確な作用を見つけられないからかもしれません。

ちなみに、昭和の名人、澤田健は歯肉炎に用いていたという記録があります。これを読み、養老を歯肉炎の特効穴と考えるならば、使用頻度は上がっていかないでしょう。しかし、養老が胸椎4番の動きと関連していることを知れば、口腔内に炎症がある場合は胸椎4番を丹念に調べることができます。実際に高い確率で圧痛が確認できます。また、胸椎4番と顎関節の関係を知っていれば、顎関節の調整にも使えます。さらに、胸椎4番は中殿筋の働きとも関わりがあることがわかっています。この例のようにツボと身体の関係が明らかであれば、明確な意図をもって使えます。逆に、身体構造との関係が不明瞭なツボは使いづらいままです。

残念なことに、ツボと身体構造の関係はほとんどわかっていません。多くの場合、「○○症にはこ

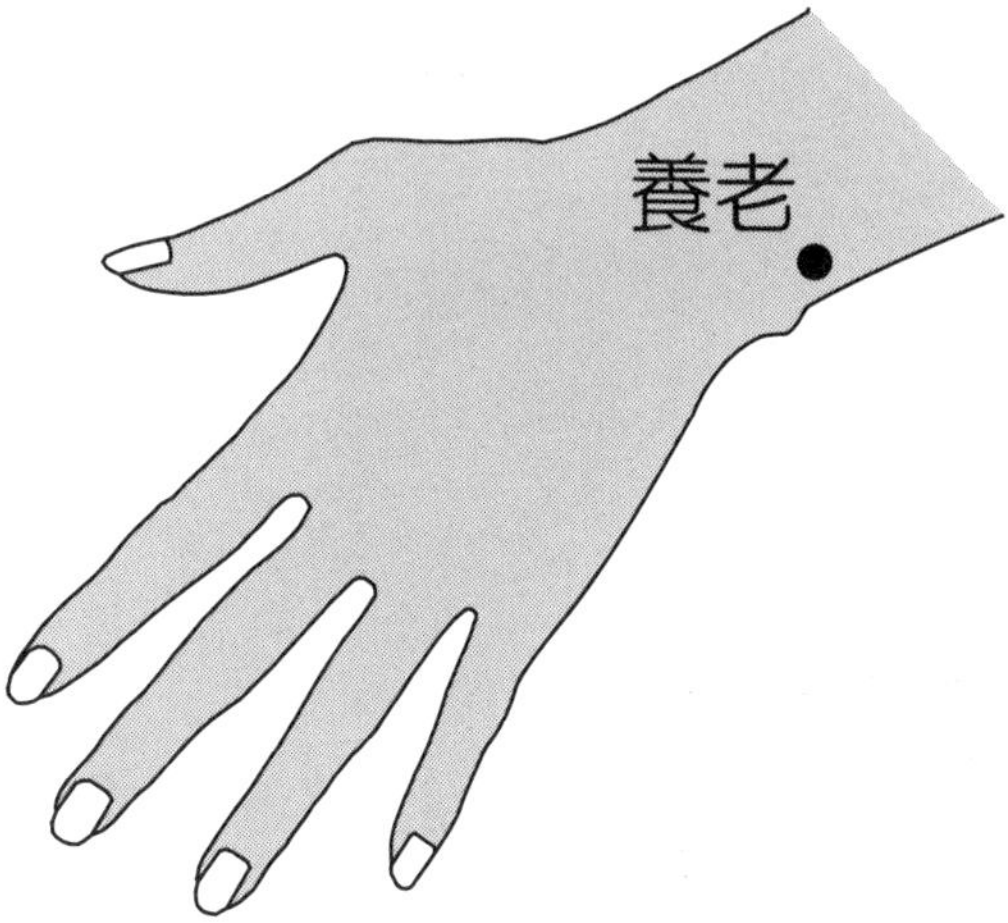

のツボが効く」という情報や、経験だけで使われていることが多いのです。だから、使用場面が統一できず、効果が安定しません。

鍼灸師には2つのタイプがいるように見えます。「同じツボを使えば同じ効果が出るはず。出ないのは取穴が違うからだ」と話す派。そして、もう一つは「同じツボを使っても効果が違う。受け手の状態がその時その時で違うからだ」と話す派。どちらも間違ってはいません。

鍼灸は相手（患者さん）との関係が大きく影響します。「何をするか」と同じように「どんな関係か」も重要です。鍼灸施術には変動する要素がいくつも入り込むので、治効機序を一言で説明するのが難しいのです。恋愛に似ているかも知れません。たとえば、同じものをプレゼントしても、相手との関係によってその意味が変わってきます。喜んでもらえるとは限りません。むしろ、不信感を抱かれてしまうこともあります。

恋愛に絶対がないように、ツボにも絶対がありませ

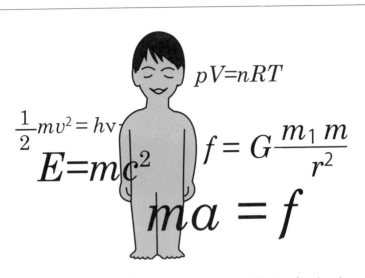

ん。鍼灸の臨床も患者さんとの関係でツボの意味が変わってしまいます。だからといって、諦める必要はありません。体はデタラメに出来ているわけではありませんから、法則が当てはまる幅があります。その幅を見極めることができれば、ツボは法則通りに働いてくれます。

格闘技にも似ています。実力が僅差であれば対戦相手との相性が勝敗を分けるかもしれませんが、強い人は強いのです。それは法則の範囲で攻守できるからだと言えます。強い人は、相手が本能的に嫌うところを積極的に突きます。鍼灸はその逆です。上手な鍼灸師は患者さんが本能的に好むところを突くことができます。本能を覆いながら、波のように揺れている感情に惑わされることなく、その奥にある本能的欲求を探しにいくのです。

鍼灸においては感覚も極めて重要です。最適な刺激量を探すのは感覚です。数値で定義するのが難しいからです。たとえば、握手をする場面では、相手が子供なのか大人なのか、男性なのか女性なのか、関係性なども考慮しながら瞬時に最適な強さを判断しています。握力をグラムで、時間を秒数で示されるより、感覚の方が頼りになります。鍼灸も感覚の方が答えを知っていることが多いのです。

鍼灸師には「人体における法則性の認識」と「対人における関係性の構築」という二つの切り口が必要です。前者は論理的思考を養い、科学的視点を持つことです。後者は感性を磨き、感覚的判断ができるようになることです。この2つを高いところで合流させられる鍼灸師が社会から必要とされ、高く評価されるのではないでしょうか。

2 ツボとは、感じて、シェアするもの

学生の頃、「経穴とは、疾病の際の反応点であり、診断点であり、治療点である」と習いました。経穴の定義を端的に表しています。しかし、その実体をつかもうとすると途端に怪しくなってしまいます。解釈に幅があるため、広く理解するとどこでも経穴になり得ます。反対に、狭く理解すると古典が示す特定の位置のみが経穴の資格を持ちます。

前者で理解する時は「ツボ」という言葉が便利で、後者なら「経穴」が便利かもしれません。「そこがツボ！」という表現は鍼灸や指圧に限りません。さまざまな場面で使われているので、日常でよく耳にします。実際の鍼灸でも、このように緩い捉え方が行われています。ツボの位置を厳密に定めず、臨床の場でツボを決める鍼灸師もいます。

「経穴」と言った場合は「経脈上の点」と定められた位置を指します。経穴はツボの中で座標の決まった定点であると言えるでしょう。このように考えるならば、「経穴」には所属と役割の情報が不可欠です。人間社会で言えば、「〇〇会社の〇〇部で働いている」といった具合に。組織があることで安定した仕事を得ることができますし、それが社会の安定につながっています。鍼灸でも同じです。安定した鍼灸を行うには、属しているツボ（＝経穴）の存在が欠かせません。

鍼灸に数千年の歴史があるのは、経穴が脈々と受け継がれてきたからに他なりません。鍼灸師は、その事実に最大の敬意を払うべきです。ただし盲信してはなりません。臨床と照らし合わせて違和感があ

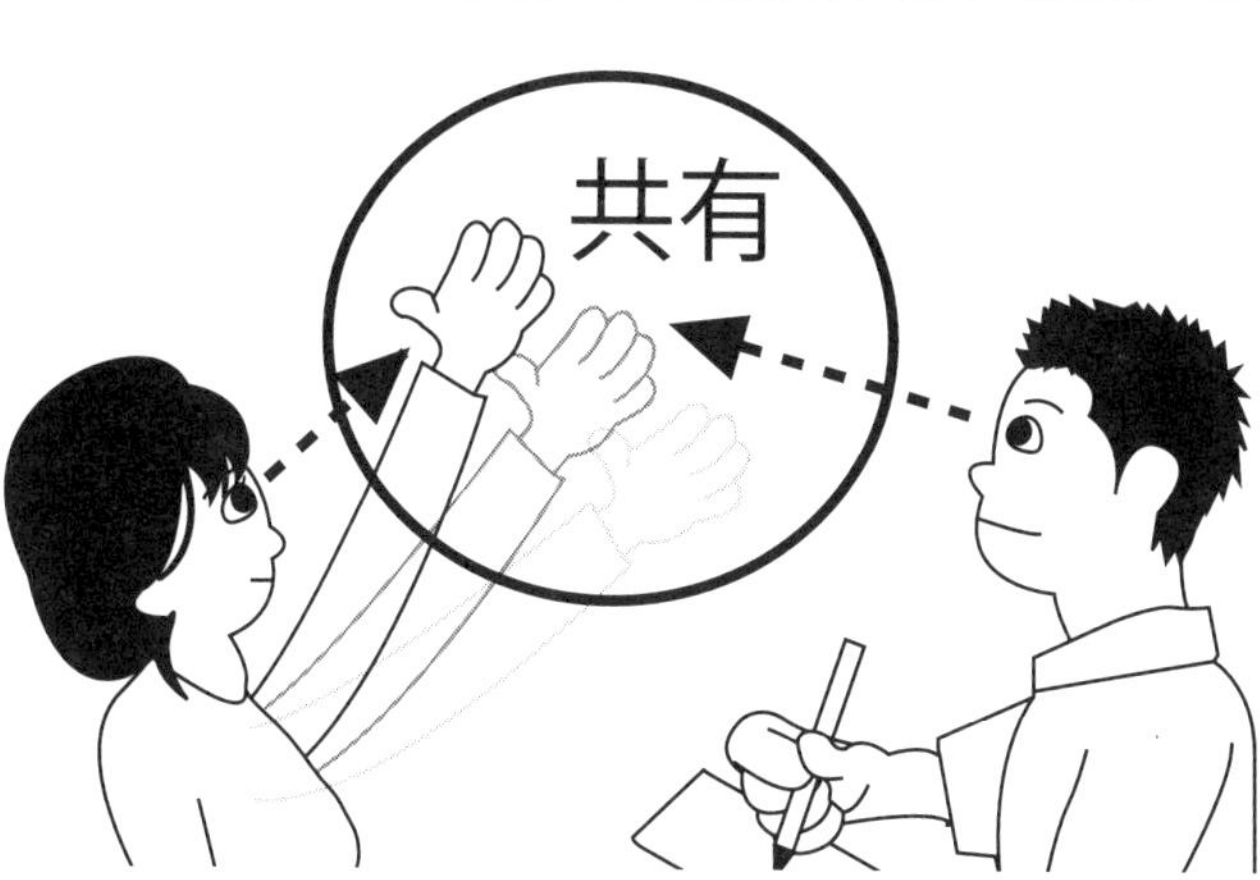

れば、疑ってみるべきです。ツボの真の姿と出会うには、古典というフィルターを取り払い、原始的な視点からツボを見つめ直す必要があるように思います。

鍼灸師はツボを介して患者さんの身心に働きかけます。患者さんの目標は「治ること」です。そのために鍼灸をあえて選んだことに応えなければなりません。患者さんが一番最初に得たいのは、「効果がある」という確信です。受療したことがあれば、その経験が確信を作ってくれます。しかし、初めての受療の時は確信が持てません。知人が良くなっていても、自分が治るまでは「鍼灸で治る根拠が欲しい」と思い続けるでしょう。体で感じる〝鍼の効果〟がなければ、治るまで疑心暗鬼のままです。鍼灸や鍼灸師を信じることで気持ちを支えるしかありません。しかし、鍼灸は決して信仰心を支えに行なうものではありません。

ツボを刺激すると、その瞬間から体は変化します。その変化はしっかり認識することができます。体の変化を感じることが、ツボを感じることです。ツボがもたらす変化を、受け手と術者、それぞれが受け止め共有することが大切で

す。患者さんと鍼灸師がツボをシェアすることに鍼治療の本質があります。

鍼灸は良くも悪くも使い手を選びます。少なくとも、知識だけでは成り立たない職業です。患者さんにツボを体感させるスキルが不可欠です。そのスキルは2つに大別できます。一つは、ツボに触れた時、そこがツボだとわかってもらうこと。もうひとつは、ツボを刺激した際に起こる体の変化をわかってもらうこと。そのためには確かな感覚が必要です。

触れ方を工夫すればツボを認識できます。難しい説明は必要ありません。「そこに何かある」と感じてもらうだけでよいのです。次に重要なのが、そのツボがもたらす変化にフォーカスすることです。そこに意識を向けていなければ違いに気がつくことができません。関心がない人の髪型が変わっても気がつかないのと同じです。ですから、術者はツボを刺激する前に変化が表れる場所を示しておく必要があるのです。

私はコーヒーを飲むわりに味の違いがわかりませんで

した。味覚の問題ではなく、味の違いを見極めるポイントを知らなかったからです。ある時、専門家に比較のポイントを教えてもらっただけで、味の違いがわかるようになりました。コーヒーと同様、ツボも味わうものです。味とは感触の総合評価です。たとえば、コーヒーの成分データを見せられても味を想像できないように、皮膚や筋肉の状態を数値化してもツボを想像するのは難しいのです。

ツボの深い味を知るためには、感覚を磨かなければなりません。感覚のレベルに応じて必ず見えてくるものがあります。それは不思議な世界ではありません。五感で受け取る確かな味わいです。優れた鍼灸師ほど、その味をよく知っていると言えます。

3 教科書のツボが役に立たない理由

学校で習う経穴は、鍼灸師なら誰でも試すものです。イメージ通りの効果が得られているでしょうか。「書いてある通りにやっているのに効果が出ない……」と、臨床に出てから悩む鍼灸師は多いはずです。教科書と現実のギャップはどこにあるのでしょうか。「経験が足りないから……」という理由では片付けられません。原因を明らかにしておかなければ、いくら経験を積んでも経穴を使えるようにはなりません。

現場に出ると時々は効果が見られる程度では患者さんの信用は得られません。臨床では確率が重要です。鍼灸をしたら、その刺激がもたらす変化や効果を予測しておかなければなりません。私が思う腕のよい鍼灸師とは、予測力に長けた鍼灸師です。そのツボを使うと身体に何が起こるのか、その後どうなっていくのかが分かるのです。だから、症状に対して的確な対応ができます。

アマチュアとプロの違いは、ツボがもたらす反応を知っているかどうかです。その反応は〝文字情報〟ではなく、受け手の身体に起こる具体的な現象です。確かな感覚として得られるものでなければなりません。もっとも分かりやすいのは写真や動画で残すことができる視覚情報です。実際はそういうものばかりではありませんから、五感をフル活用してあらゆる現象をチェックする必要があります。

感覚と言うとあやふやなものと思うかもしれません。しかし、感覚こそがもっとも尊重されるべき情報なのです。患者さんが訴える症状が、そもそも感覚的なものだからです。病名をきっかけに訪れる患

主観　症状（痛み、コリ、だるさ、かゆみなどの感覚）

客観　病名（検査の数値）

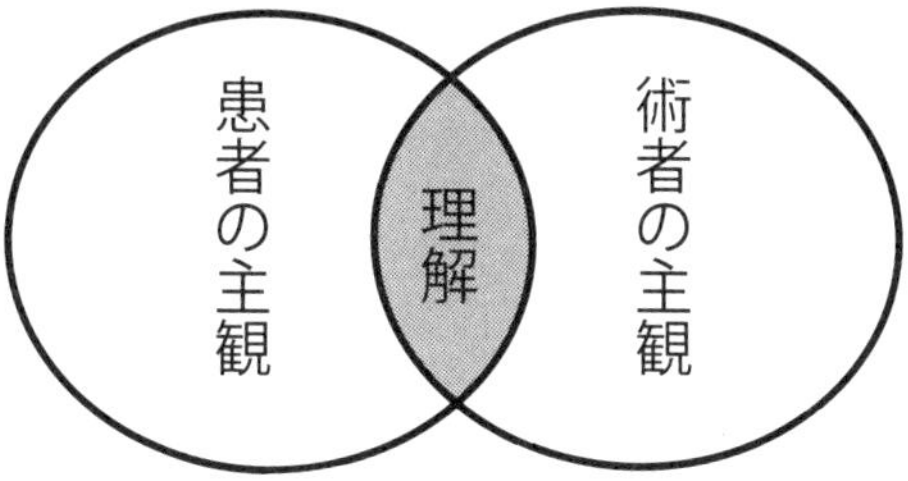

症状の理解が重要

者さんも、困っているのは病名ではなく症状です。症状とは感覚的なものです。痛み、こり、だるさ、かゆみ、すべて感覚です。患者さんが持つ〝不快な感覚〟こそ、私たち鍼灸師がもっとも得意とする対象です。

良くも悪くも数値化できない鍼灸の臨床は、その対象が客観的事象（病院での検査結果）ではなく、患者さんの主観（不快な感覚）に偏っていきます。

今ある〝不快さ〟や〝不便さ〟を取り除くことを患者さんは求めています。こうした場で重要なのは、客観的なデータより、患者さんの主観と術者の主観を重ね合わせていくことです。両者が、その感覚（症状がもたらす不快感）にフォーカスし、その場に「分かる」と「分かってもらえた」という理解が生まれることに意味があります。

ツボが最初に使われ始めた頃、現在のようなテクノロジーはありませんでした。当時の条件と環境の中で理論が構築され、実用範囲が広がっていったのは、術者と受け手の主観を重ねる作業があったからです。とすれば、

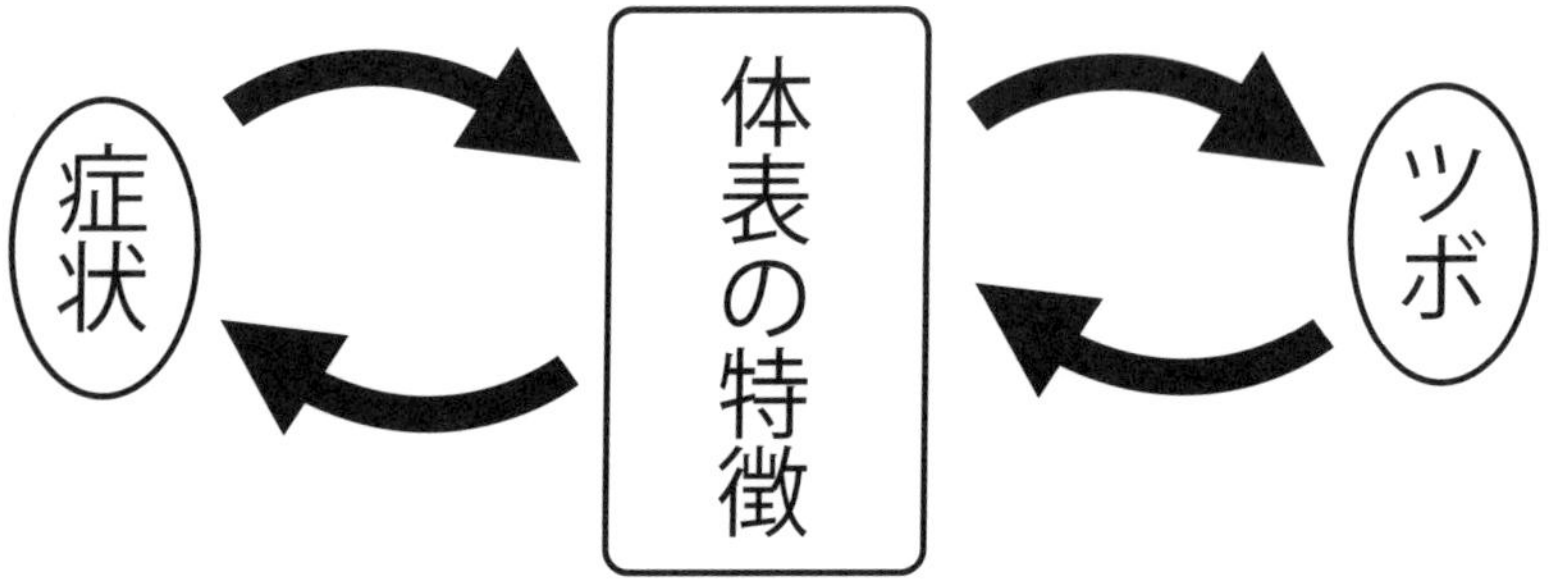

現代に生きる私たちも同じ作業をしなければ、本当のツボの価値を知ることはできません。現代医学の指標でツボの効果を測ったとしても、わずかな一面しか見えません。

　ツボでないところでも鍼を刺せば、それに対してリアクションがあります。生きている人体に刺激を加えたのですから、何も起こらないわけがないのです。鍼は何かしらの反応を引き起こします。ツボとはそれが顕著なところです。この反応を利用して治療に役立てるのが鍼灸学です。しかしながら、専門家を含めた多くの方に勘違いが見られます。ツボとは病気や怪我を治すポイントだと考えるのは誤りです。ツボの目的は反応を引き起こすことであり、その反応が治癒に有利に働いてくれます。ツボそのものが治癒させているわけではありません。

　仮に、ツボが治しているとするならば、ツボの効果は「治癒するかしないか」で評価しなければいけません。治れば「ツボが効いた」と考え、治らなければ「効いていない」と評価することになります。これは間違いです。ツボを使った時、まず観るべきは人体の反応です。その反応が治癒と結びついていれば、見合った改善が期待できます。治るか治らないかは、患者さんの体が決めることだと割り切るのが本来です。私たちにできるのは、治癒に結びつく反応を最大限に引き出すことだけです。そこに集中するのが領分だと考えています。

たとえば、頭痛で悩む患者さんを目の前にした時、痛みの質や位置を確認した上で、身体の特徴に注目します。見えない部分の異変は体表に表れます。施術の目標はそこを好転させることです。痛みを相手にするのではなく痛みと関連性の高い体表の特徴を相手にするのです。そうすれば、頭痛は自ずと消えていきます。胃腸症状であっても考え方は同じです。胃痛があれば、その痛みと関連性のある表れを探します。そこをいかに変化させられるかが目標です。治らない時は、バックボーンとしている理論に誤りがあるか、症状が手強いかのどちらかです。

教科書のツボが効かないと感じる理由は、ツボと症状をダイレクトに結びつけてしまうからです。ツボが引き起こす反応に目を向ければ、ツボの働きが自ずと見えてきます。もし、その場で症状が改善しなくても、症状の表れに変化があり、患者さんもそれを認識できたなら、症状の軽減を待った方がよいのです。その時期が正確に予測できたら、「良い腕をしているね」と言われるのではないでしょうか。

4 ツボを操る能力は知識だけでは育たない

上手な鍼灸師もいれば、そうでない鍼灸師もいます。技術がある以上、同じようにやっていても、どこかに差が生まれてしまいます。その差を考え、自分なりの結論を出せた者が名人になっていくのだと思います。上達のコツは私のテーマです。ここでは、皆さんと一緒に技術の差がどこから来るのかを「ツボの選び方」に着目して考えてみることにします。

鍼灸師が施術で使うツボを選ぶ時、知っているツボの中から選びます。鍼灸学校では同じツボを習うので、免許取得時に知っているツボの数はほぼ同じになります。もし、知っているツボの数が鍼灸師の腕の差であるならば、技術レベルは同じです。しかし、実際にはそうではありません。卒業後すぐに成果を出せる鍼灸師もいれば、成果に恵まれるまでに月日を要する鍼灸師もいます。

ツボの知識量が腕を決めるのではなく、どれだけ使えるツボを持っているかで腕が決まります。ツボの数は少なくても、それらを上手に使うことができれば、期待に応えることができます。では、使えるツボとは何でしょうか。

使えるツボというのは、身体化されたものです。ツボが身体化されていると、ピアニストが楽譜を見るだけで手が動き出すように、身体を観ただけで自然とツボが浮かび上がってきます。プロのピアニストの多くが幼少期から練習を重ねてきたように、鍼灸師も反復練習によってのみツボが使えるようになります。臨床経験なしにツボが身体化されることはありません。

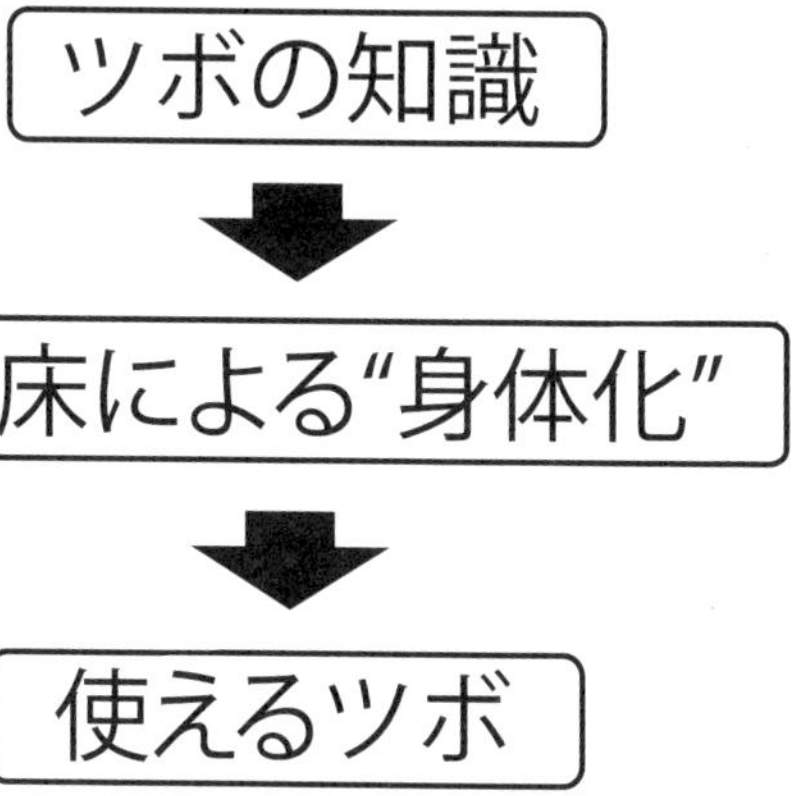

言葉とツボはその性質がよく似ています。どちらも誰でも使えます。実際に、日本人なら日常的に日本語を使っていますし、人は肩がこったら気持ちいい所を押して和らげています。しかし、使いこなすのは容易ではありません。

言葉には言葉のプロが存在します。たとえば、落語家や小説家の言葉を操る技術は素人が簡単に真似できるものではありません。彼らが言葉を操ると、観衆や読者の心は激しく動きます。単語の数を多く知っているという、単純な差ではないことは明らかです。

言葉を操る能力は、単語の意味を記憶するだけでは育ちません。実際に使うことによってのみ、知識を身体化させていけるのです。ツボも実際に使うことによってのみ、その知識を身体化させていくことができます。ツボの名称や位置関係を覚えているだけでは、プロとしては何の役にも立ちません。

演劇で考えてみても、鍼灸師の役割が理解できる

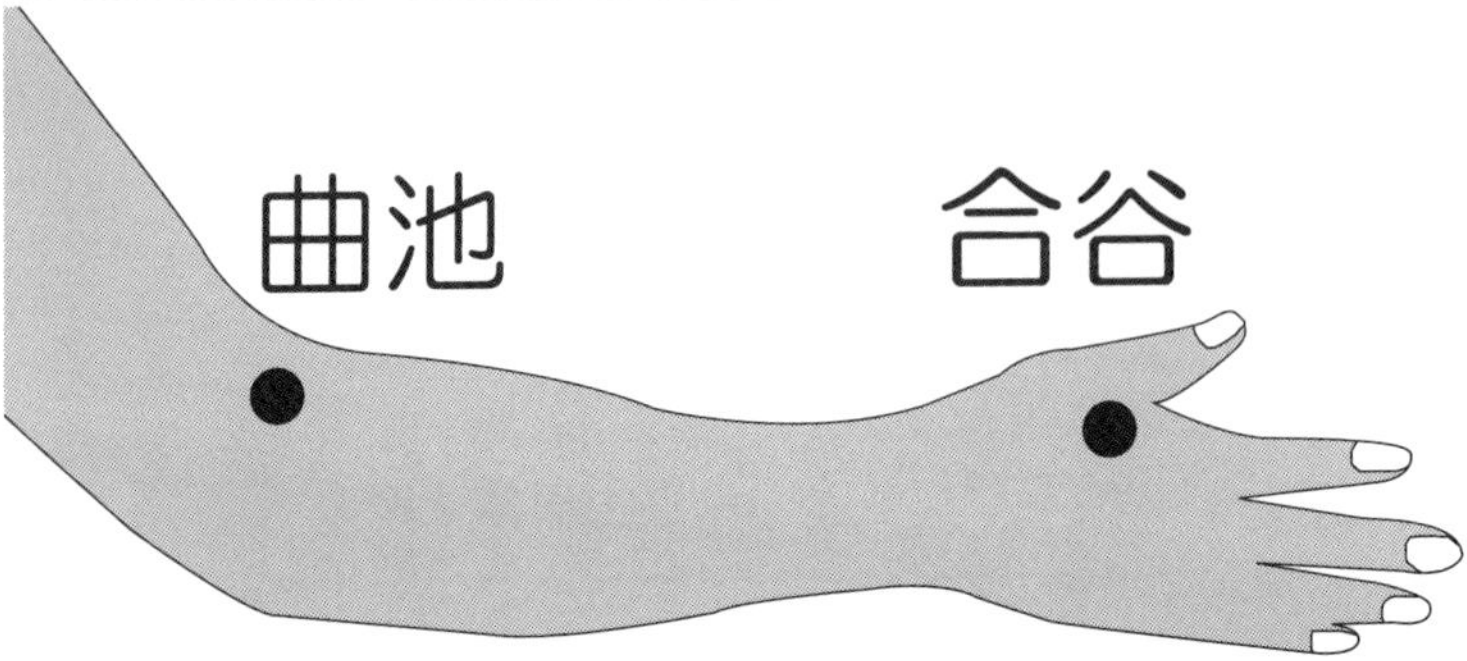

と思います。台本が同じでも、役者によって評価が変わるように、ツボが同じでも鍼灸師によって評価が変わります。ツボは物体ではなく、言葉のように使うものです。使う者がいて初めて機能するものです。

映画の台詞を「美しい」と感じるのは、「美しい」と感じる語感を持っているからです。しかし、この美しさは数値化することができません。言葉が感性と結びついた時、その価値は無限に広がります。ツボも感性と結びつくことで、その価値が広がります。このように考えれば、鍼灸師の仕事は、身体上の特徴を示す特定座標を人の感性と結びつけ、より高次なものへと引き上げていくことになります。

ツボの価値や魅力を引き出すのは、その道のプロである鍼灸師次第ですが、ツボの個性を熟知していることが大前提です。本当に使えるツボは、類似したツボとの差をはっきりと分かっているものだけです。

同じ経絡上にあるツボに、合谷と曲池というツボがあります。「手の陽明大腸経」という同じカテゴリに分類されています。この2つのツボの共通点と違いを知らなければ、合谷も曲池も使いこなすことはできません。私が創案した整動鍼では、形態的類似性に基づいてツボ特有の作用を研究しています。

たとえば、肘の外側にある曲池は、膝の外側にあるツボ（たとえば膝陽関）と関連がないかを考え、手の第1指と第2指の間にある合谷は、足の第1趾と第2趾の間にあるツボ（たとえば太衝）と関連がないかを考えます。形態的特徴は、動きの都合から生まれたものです。だから、動きの調整に直接役立つことが多いのです。

赤ちゃんが単語を音で覚え、その意味を他の単語と比較しながら探っていく過程があるように、鍼灸にも本来はツボがあり、そのツボの意味を他のツボの意味と比較しながら探っていくという過程があるはずです。単語の羅列では意味が作れませんから、最終的には一つの言語システムに仕上げていかなければなりません。鍼灸においては、経絡が治療システムの一つの完成形だと考えることができます。

ある言語が正しいとか正しくないとか評価できないのと同じ理由で経絡も正否の対象ではありません。行うべきは、そのシステムの特徴を把握することです。日本語に美しさを感じるように経絡の美しさを感じられるかもしれません。

5：指圧では鍼と同じ効果を引き出せない

「指刺激でも鍼と同じ効果が出せる」と言う人がいます。本当にそうでしょうか。私はそうした発言に違和感を抱かずにはいられません。なぜなら、常識的に考えて、指では実現できない鍼独自の効果があることは明らかだからです。「道具がなくても同じようにできる」という主張は、そもそも成り立つものではありません。包丁がなければ刺身は切れません。ただし、包丁の正しい使い方を知らなかったり、切れ味の悪い包丁しか使ったことがなければ、「手を使えば魚を上手にさばける」と錯覚してしまうかもしれません。おそらく、鍼の本当の効果を知らないから「指でも鍼と同じ効果が出せる」という勘違いが生まれてしまうのでしょう。

現在の鍼はどれも精巧ですので、問題は使い方です。適切に使うことができれば、指刺激とは次元の異なる作用を期待することができます。そうなると、「適切な使い方とは何か」を考えておかなければなりません。答えを一つに絞るのは難しいと思いますが、私が注目している鍼の特性は、生体を警戒させずに微細な侵害刺激ができることです。鍼を皮膚から刺入すれば、その局所では警戒態勢が敷かれます。しかし、鍼の刺入は時に無痛です。身体全体における侵害性は極小で、生命を脅かす状況にはなりません。

この「ミクロで警戒しながらマクロでは安心」な状況をつくれることが鍼刺激の特徴です。このように相反する2つの要素を道具なしに共存させることは難しいと言えます。もし指で侵害するようなこと

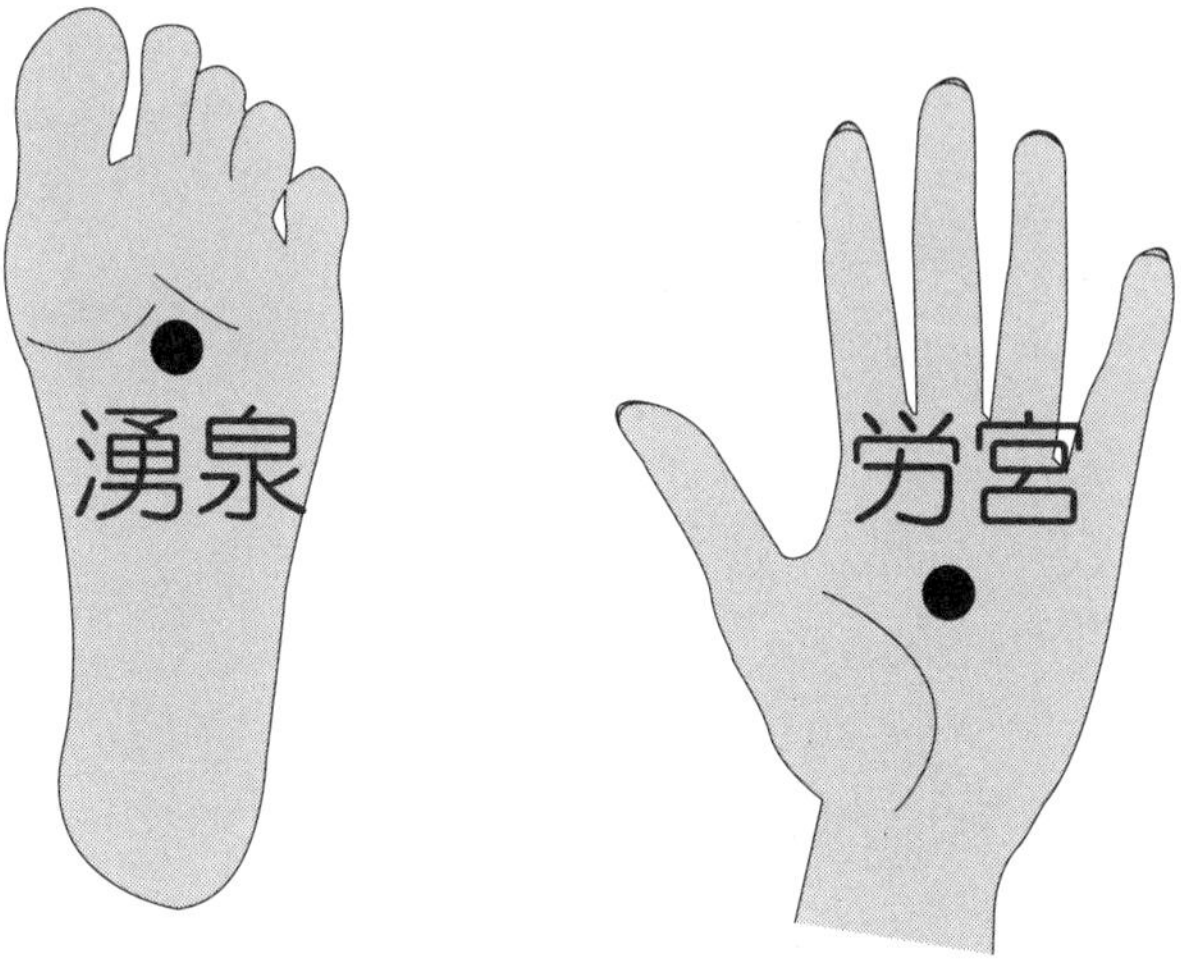

があれば、身体に及ぼす影響は言うまでもなく深刻です。鍼は何と言っても、機能的に侵襲性を有していることが特徴であり、このことにより独自の反応を引き出せるわけです。ですから、侵害刺激へのリアクションを利用して治癒に結びつけるものが鍼灸だと私は考えています。

そもそものことを言えば、ツボは「刺鍼するポイント」として古来から受け継がれてきました。指圧によるツボ押しは活用の一つでしかありません。それを物語るように、手の平、足の裏にはツボがほとんどありません。要するに、手の平、足の裏は鍼をするところとしては痛すぎるわけです。現代の精巧な鍼ならまだしも、古代の鍼は太かったわけですから、刺入の痛みに耐えられる場所ではありません。にも関わらず手の平には「労宮」、足の裏には「湧泉」が設定されているのですから、痛みを差し引いても臨床的なメリットがあるということでしょう。

この機会を使って、ツボはお灸の点であるという

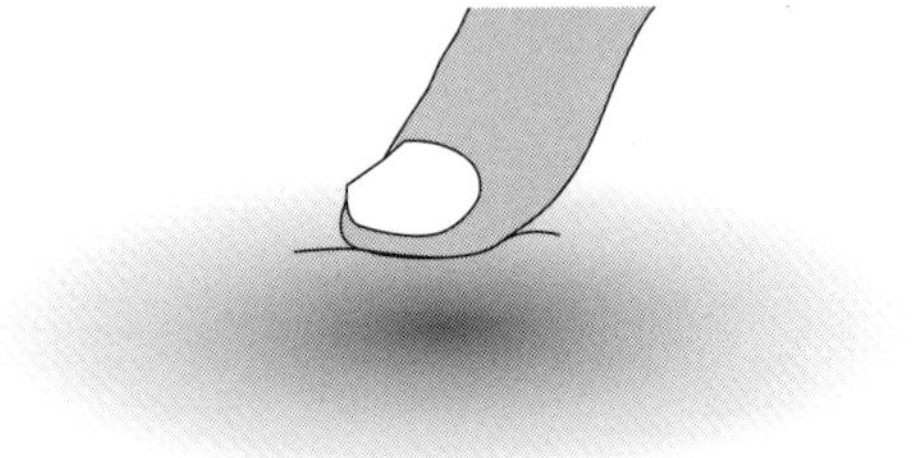

可能性も否定しておきたいと思います。注目して頂きたいのは頭のツボです。常識的にわかるように、髪のある頭皮に直接お灸をすえるのは難しいことです。お灸をすえるために頭髪を剃ったという記録を私は知りません。ということから、頭部のツボも鍼をするために設定されたものだと言えます。このように、本来ツボは鍼のためのポイントです。

では、指刺激はすべてにおいて鍼に及ばないのでしょうか。そんなふうには考えていません。むしろ、鍼とは異質な効果を期待できます。衣服を介してであっても、手指の接触刺激は、鍼とは違う物理刺激と心理作用をもたらします（厳密に言えば、鍼灸は手指の接触刺激も含まれています）。指圧を例にすると、鋭利な道具を用いないので、相手を警戒させず不安にもさせません。「指圧の心は母心」という名言があるように、指圧のもたらす作用は原始的なスキンシップの延長上にあるとも言えます。

「道具が不要なこと」「衛生面の心配がないこと」も指

圧の利点です。いつでもどこでもできることで、治療のタイミングを逃しません。あん摩マッサージ指圧師でもある私は、指圧をはじめとする手技療法を現場で経験しています。その中で「手技療法だからできる」と感じた場面は数えきれません。実際に、今でも状況によっては鍼を使わないことがあります。

たとえば、動かすことで改善してしまう五十肩もあります。痛みが長期化すると本来の動きを忘れてしまいます。術者の手や体を使って、患者さんの腕や肩の動きを適切に導くと、瞬時に記憶を取り戻せることがあります。患者さんは誘導されるのと同時に痛みが軽くなってしまいます。ツボ刺激から得られる効果とは異質なものです。手技療法を行う際にはツボではできないことを意識し、鍼を使う時には手技療法ではできないことを私は意識するようにしています。そうすることで、臨床に深みと幅が生まれると信じているからです。

6 即効性のある治療をするためのヒント

鍼灸治療に対するイメージは人それぞれでしょう。鍼灸をしてどれくらいで効果が出るのか、という認識も違っています。それは一般の人に限りません。私たち鍼灸師でも認識はだいぶ異なります。「鍼灸は即効性があるのか遅効性なのか」という問いは、どちらも正解です。即効性もあり遅効性もあるからです。要は、どちらの効果を拾うかです。

臨床家という立場では、即効性をいかに最大利用するかが課題です。鍼灸をした直後に患者さんが効果を実感できれば、余計な説明は不要です。しかし、その時の施術が遅効性であれば、効果が見えるまでの間を〝説明〟で埋め合わせなければなりません。極端に言えば、即効性のある鍼灸は説明いらずです。無効もしくは遅効であるほど、説明が増える傾向にあります。

効果を感じた時に受ける質問は決まっています。「なぜ効くのか？」「いつまで効いているのか？」です。我々に必要なのはシンプルな回答です。患者さんにとっても、鍼灸師にとっても楽なやりとりです。

鍼灸は常に即効性があります。むしろ、その即効性が大きなウリです。鋭利な金属と燃焼する艾《もぐさ》が接触するのですから、体が瞬時に反応しないはずがありません。要はその反応を拾えるかどうかの問題です。術者が拾うのは当然として、患者さんが拾えるかが問題です。どんなに即効性に優れた鍼灸治療を行っても、患者さんがその場で反応を拾えなかったら「すぐ効いた！」とはなりません。

つまり、即効性を考える上で大事なのは、技術的な話の前に、患者さんがその場で効果を感じられる

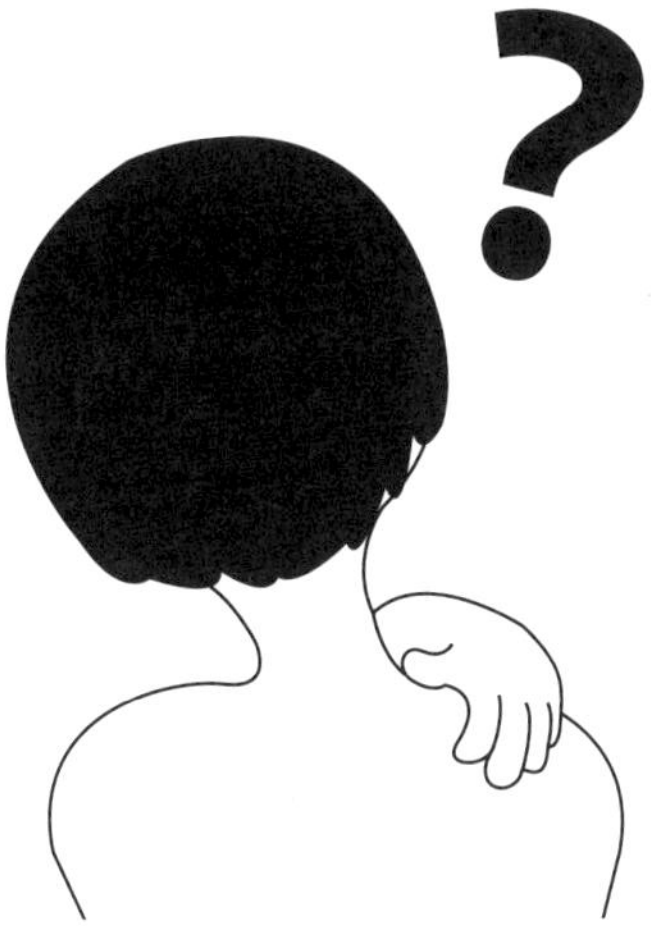

かどうかです。実感できる施術が前提条件になります。少なくとも臨床のルールでは、その場で実感できた効果だけが即効性です。

その場で実感できるようになるには、手順と仕掛けが必要です。「知っているか」、「やっているか」の違いです。まず、施術直前の感覚を記憶して頂かなければなりません。動きや姿勢で痛みが出るのであれば、そのパターンを再現し、その時の痛みの強さを覚えてもらいます。覚えておくには直前であることが重要です。だとしても、痛みはあやふやなものです。不安な時ほど強く、安心な時ほど弱く感じるものです。

確かなものを求めるなら、関節の可動域です。痛みの程度と同時に可動域(関節の角度など)を互いに認識しておけば、仮に痛みが変わっていないと感じても、可動性の変化を実感することはできます。

このように考えれば、即効性は、技術がもたらすものではなく、演出がもたらすものです。一定以上の技量を身につけていれば、演出の善し悪しで施術が評価

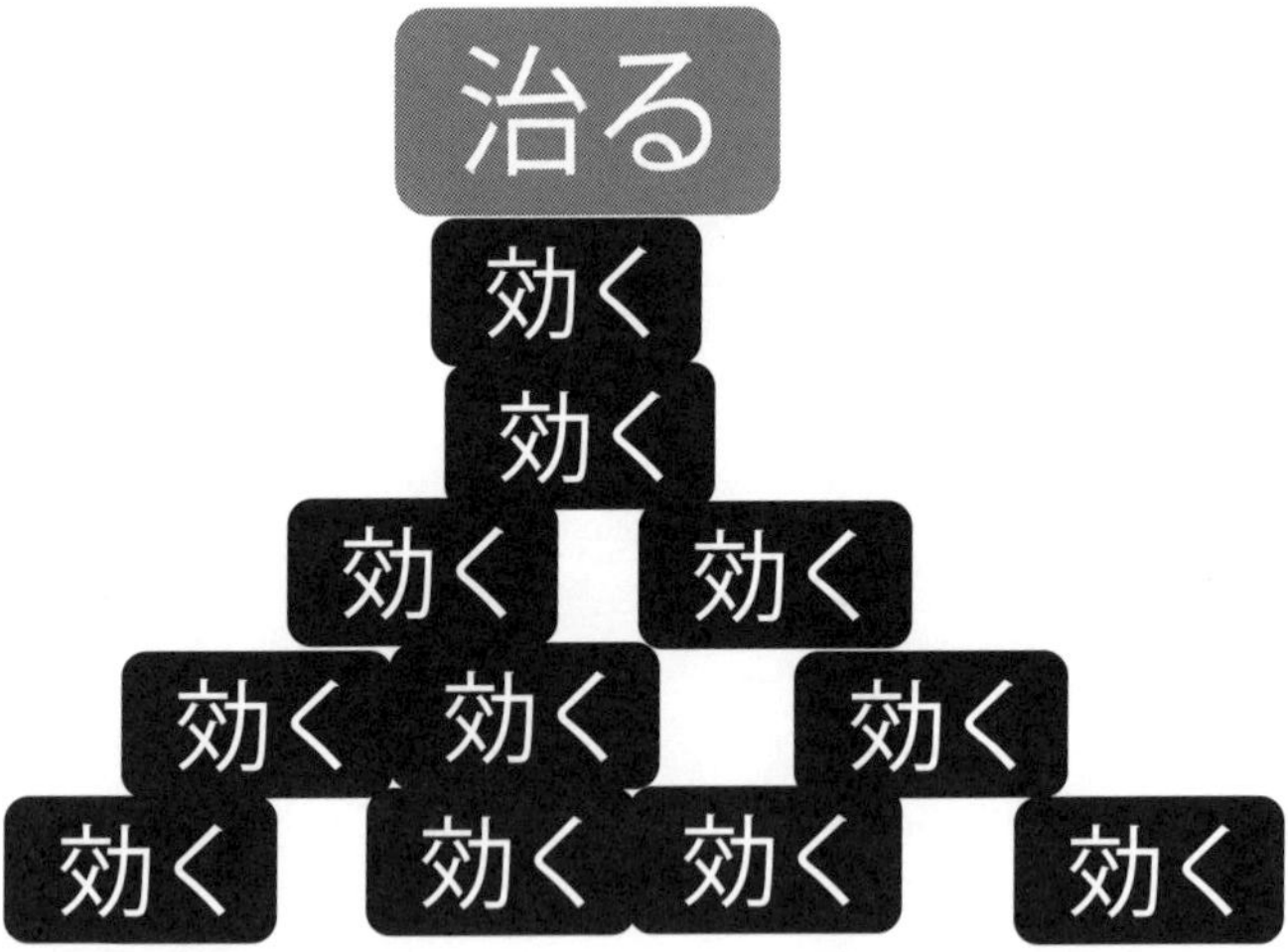

されてしまうと言っても過言ではありません。鍼灸は検査や数値で評価する環境が乏しい分、「患者さんがどう感じるか」に委ねられてしまいます。

裏を返せば、患者さんに分かる鍼灸をした者が上手な鍼灸師として評価されやすいのです。道具の扱いが上手いとか、知識が豊富であるとか、論理的だとか、そういうことも大事ですが、分かりやすさを追求している者の方が評価を得やすいと言えます。技術の優劣が鍼灸師の評価を決めるとは限らない現実。その延長で即効性のある治療を追求すると、即効性を強調する演出ができることに他なりません。

人の記憶はいい加減です。いくら変化をしていても、そこを見ていなければ変化に気がつきません。たまに行く程度のショッピングモールは、テナントのお店が入れ替わっても気がつきませんし、気がついても「前はなんだったっけ?」と、思い出せません。しかし、普段使っているお店が突然入れ替わったら、すぐに分かります。脳は、注目している変化には気がつきますが、注目していない変化には気がつきません。鍼灸の臨床でも大いに利用すべきです。「このツボを使うと、この筋肉のココが緩む」などと、しっかり目標を設定しておきます。内臓系の治療であっても、身体には兪穴をはじめとする反応点があることが知られています。そうした反応点の性質を熟知して利用すれば、どんな疾患であっても、即効性を示すことができます。

「効く」ということと「治る」ことはイコールではありません。「効く」とは、「好転する変化」です。好転の繰り返しの先に「治る」があります。「治ったかどうか」を基準に鍼灸の効果を考えてしまえば、即効性はいつまで経っても理解してもらえません。ツボによって起こる変化を丹念に観察することが一番の近道だと言えます。

7 ツボの深さと効果の関係

鍼と灸の決定的な違いは、深さにあります。鍼は刺すことができますから、皮膚を貫いて筋肉を直接刺激することができます。いっぽう、灸は皮膚上に熱を加えるものです。輻射熱によって体内に熱が伝わりますが、最大の刺激は皮膚で受けます。

最大刺激点を深度でコントロールできるのが鍼です。刺すことができる鍼は、刺さないという選択肢もあります。浅い鍼が効くのか、深い鍼が効くのかという議論には意味がありません。どちらも、深度に応じた効果が期待できます。浅い鍼ほど刺激量が少なく、深い鍼ほど刺激量が多いと考えるのは誤りです。

深い鍼は深くにあるツボを狙うため、浅い鍼は浅くにあるツボを狙うため。量の違いではなくターゲットの違いです。また、強い刺激と弱い刺激は、侵襲レベルとは一致しません。生体のリアクションを引き出す力が強ければ強い刺激、弱ければ弱い刺激だと理解すべきでしょう。

言うまでもありませんが、鍼が鍼である所以は鋭利な先端です。この先端が大きなリアクションを引き出してくれます。鍼の先端部への警戒レベルが最大になるからです。鍼の刺入深度は極めて重要です。臨床の現場では、鍼の深さで効果に違いがあることを経験します。1ミリ深くしたら効果が出ることもあり、逆にかろうじて刺さっている程度まで浅い方が効果が出ることがあります。経絡経穴図で見ると、ツボは皮膚上の印になっていますが、実際は空間的なものです。サイズもそれぞれです。

奥行きと広がりのあるツボ空間を認識できるようになると、鍼をどのように扱えばよいのかが自ずと見えてきます。ツボは目に見えるものではありませんが、感覚的には捉えることができます。味は目に見えずとも、はっきりと認識できるように、ツボも認識できます。味覚と同じで「ツボ覚」も訓練で伸ばすことができます。

感覚を仕上げて、同じツボ、同じ深さ、同じ時間の刺激ができたとします。しかし、一定の効果を得るのはなかなか難しいものです。ここが鍼灸の難しいところでもあり、面白いところでもあります。安定した効果を引き出すことができる、つまり上手な鍼灸師は、刺鍼部を見て刺激量を調整しているわけではありません。生体のリアクションから刺激量を測っています。鍼刺激がもたらす変化に視点が置かれているのです。

ダイエットに置き換えるとわかりやすいでしょう。その時の食事が適切であるかどうかは、脂肪（体重）の減りが計画通りであるかで判断できます。「食べる量を減らしている」と思っていても、いっこうに脂肪が減らないのであれば、食べすぎです。逆に、食べる量を減らしたつもりがなくても、脂肪（体重）が目標値に向かって減っていれば正しい食事内容だと言えます。

鍼灸施術の対価は、そのリアクションに対して発生するものです。少なくとも私はそう考えています。1本の鍼でも目的とするリアクションが得られれば、対価を請求できます。１００本の鍼を使っても、目的のリアクションが得られなければ、対価は生まれません。つまり対価は施術時間や鍼の本数で決まるものではありません。薬は必要な種類を必要な量だけ飲むのがよいのと同じ理由で、鍼施術も必要なツボへ必要な量だけ行うことが望ましいのです。

「たくさん鍼をしてもらった方がお得」という誤解を与えないように気をつけたいものです。

皮膚に触れられたり、筋肉をグーと押されると、その情報が脳に伝わります。その場所によって脳に伝わる情報量は異なります。極端な例ですが、毛髪は肉体の一部なのに、脳に情報を伝えてくれません。かろうじて毛根から伝わる振動程度です。ツボは正反対です。ツボを刺激すると多くの情報が脳に送り込まれます。そんなツボに鍼灸をすれば、人体から大きなリアクションを引き出すことができます。

情報という切り口から、鍼の刺入深度を考えてみるとわかりやすいでしょう。たとえば「かゆい」という感覚は皮膚で感じ、「こった」という感覚は筋肉で感じます。これはその深度が持つ固有の情報があるからです。つまり、刺入深度によって情報の質が変わるのです。このように考えると、鍼の刺入深度は刺激の強弱ではなく、刺激の質の違いであると理解できます。

ツボを刺激する方法はいろいろあるかもしれません。その中で鍼灸の刺激が特別であり続ける理由は、生体の警戒システムを利用できるからです。鍼のように鋭利なものが近づけば、生体は警戒します。遺伝子に組み込まれた本能です。「鍼が怖い」という感覚はあって当然です。侵襲性が極めて少ない刺激によって、警戒システムを発動させ、治癒力に転換することが、鍼施術の醍醐味だと言えます。つまり、鍼灸師の仕事は、患者さんに警戒心を起こさせることなく、生体の警戒システムを利用するという矛盾を成立させることにあります。

第7章

知られざるツボの深い話

1：世界一やさしい「三焦《さんしょう》」の解説（前編）

あなたは三焦を一言で説明できますか？

多くの鍼灸師が腑に落とせない三焦。三焦の解釈には諸説ありますが、抽象的でわからないという声をよく耳にします。三焦がわからなければ、三焦の異変に気がつくこともできませんし、手の少陽三焦経という経絡も使い方に困ります。

困ったことに、三焦は勉強すればするほど概念的になってしまい、実体からかけ離れてしまう気がします。どうにかならないものでしょうか。そこで、三焦の謎を解くことができたので解説します。

実は、たった3つのことを理解するだけで、三焦がわかるようになります。その3つとは、①六腑の三焦、②上中下の三焦、③経絡の三焦です。ほぼ全ての三焦解説が、これら3つを混同して解説しています。わからないのは、理解力の問題ではありません。解釈に構造的な問題があるからです。

古典に基づけば、三焦は六腑の一つです。『素問 金匱真言論篇』に「膽胃大腸小腸膀胱三焦六腑皆爲陽」とあります。言わずもがな、胆・胃・大腸・小腸・膀胱・三焦の6つです。こうした定義があるにも関わらず、三焦だけに違和感が残るのは、その形を示されていないからです。しかし、『難経《なんぎょう》』は三焦を「名ありて形なし」としているため、形への執着を皆が失ってしまいました。

ここで思い出してください。『難経』が記された時代は『素問《そもん》』よりずっと後だということを。ですから、『素問』と『難経』の三焦を一緒くたにすることはできません。

成立年代の古い『素問』から見てみます。三焦にまつわる記述を列記してみると、ある法則に気がつきます。三焦は膀胱と並記されています。『金匱真言論篇』、『霊蘭秘典論篇』、『六節蔵象論篇』、『五蔵別論篇』、『宣明五気篇』、『欬論篇』で並記が確認できます。

ただし、『宣明五気篇』では「三焦」ではなく「下焦《げしょう》」となっています。「下焦溢爲水」と記されています。突如として現れる、この「下焦」の文字で思考は霧の中です。しかし、ここで冷静になって、前後の文脈に目を向けると、「上焦《じょうしょう》」や「中焦《ちゅうしょう》」という記載を見つけられないことに気がつきます。「下焦」は単独で使われているのです。ですから、「上焦・中焦・下焦」の「下焦」と決められず、意味が「三焦」と同じである可能性が十分に残ります。ちなみに、『霊枢《れいすう》 九針論篇』にも「下焦溢爲水」という全く同じ経文があります。その前後にも「上焦」や「中焦」という文字は見当たりません。

『素問』における三焦は六腑の一つです。膀胱と並記されている事実から、膀胱と深く関わる（実体を伴う）腑であると想像するのが自然です。『霊枢 本輸編』には「中涜之府也」という記載があります。「水が流れる溝のような腑」という意味です。このすぐ後には「水道出焉屬膀胱」とあります。「膀胱に属す」と位置関係の説明です。「三焦は膀胱のすぐ近くにある腑」と絞り込めました。

さらに位置を探って読むと、『霊枢 本蔵篇』に「腎合三焦膀胱」に目がとまります。腎は三焦と膀胱に合流すると解釈すれば、「三焦は腎と膀胱に挟まれた水を流す溝のような器官」であると言うことができます。答えは自ずと出てきます。そう、尿管です。

三焦の病証は『霊枢』に記されています。「邪気蔵府病形篇」「四時気篇」「脹論篇」「九針論篇」にある記載をまとめると、小便不利、浮腫、下腹部の腫れです。これらは明らかに泌尿器の症状です。現代

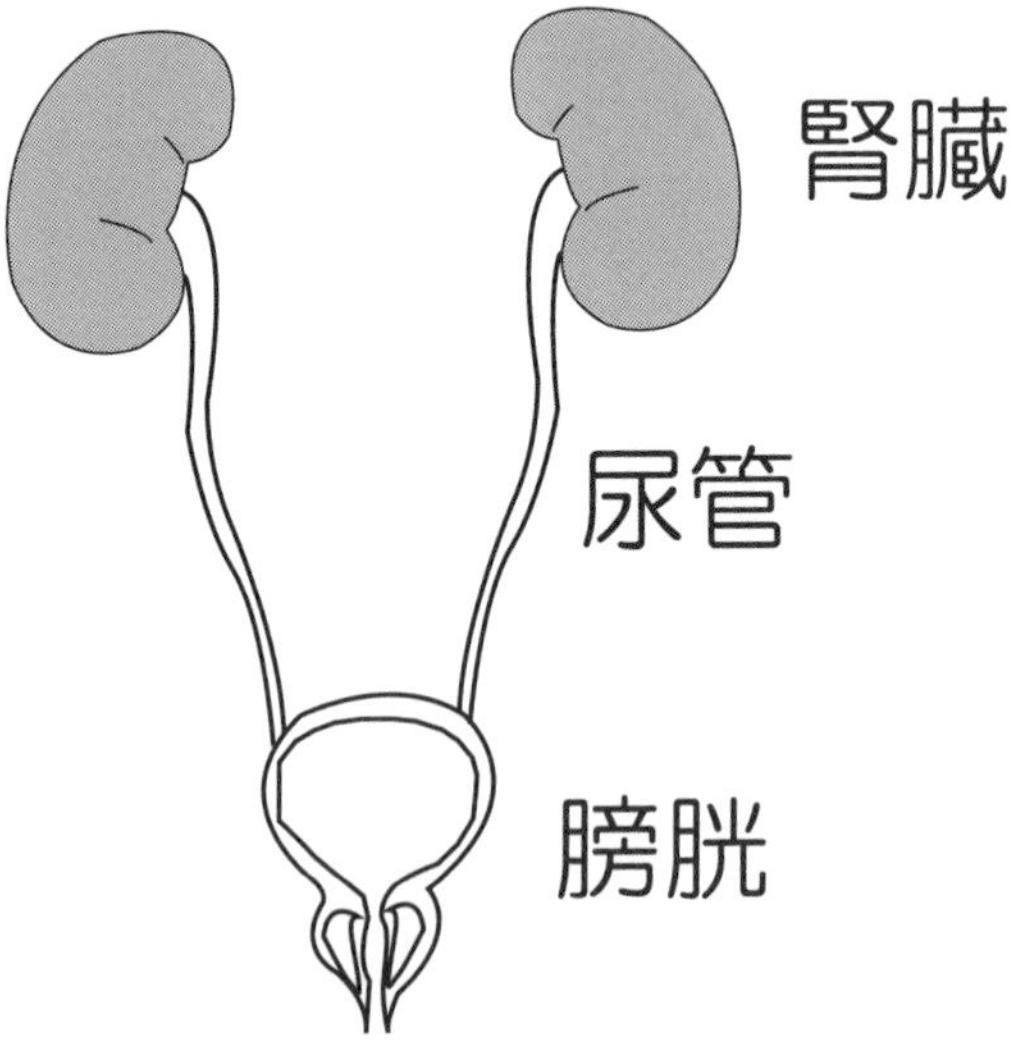
腎臓
尿管
膀胱

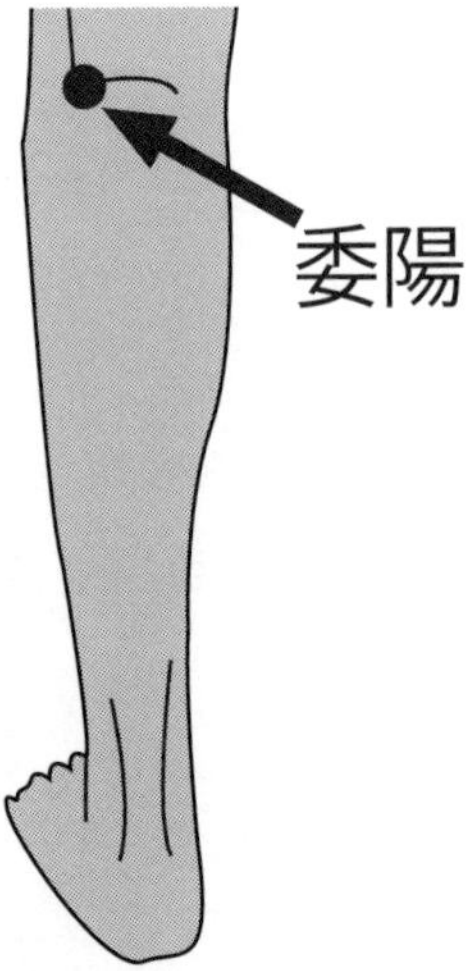
委陽

医学の知識で考えると、尿管のトラブルそのものとは言えませんが、少なくとも腎後性の病気（尿管結石、膀胱腫瘍、前立腺肥大症など）との関係は深そうです。こうした場合の治療穴も「委陽を使いなさい」と親切に書かれています。委陽《いよう》は、足の太陽膀胱経に属しながら、三焦の病証で推奨されているのです。

2 世界一やさしい「三焦」の解説（中編）

前編では、腑としての三焦、つまり、解剖学的に三焦の正体に迫ってみました。そして、論理的に導いた結論は「尿管」でした。もともと尿管として認識されていたものが、歴史の中で多様な意味を持つようになりました。なぜ五臓六腑の中で、三焦だけが、混迷を極めてしまったのでしょうか。

一つの推測として、解剖の精細さが時代によって異なっていたことが挙げられます。尿管の長さは25～30 cmほどですが、直径はわずか5 mmほどの細い管です。「三焦らしきものが見つからない」という事態は十分に考えられます。少なくとも、心包を除く臓腑の中で極端に容積が小さいわけですから、解剖学図が残されていなかった時代、「名ありて形なし」とされても不思議ではありません。

そう記した『難経《なんぎょう》』は、『素問《そもん》』や『霊枢《れいすう》』より後に記された鍼の実用書です。そして、理論書としての側面が強いものです。鍼灸医学に解剖学的な知識は役立ちますが、鍼灸医学では、体表から観察できる現象を詳細に把握し、論理的に解釈することの方が重要です。『難経』の著者が優れた臨床家であったからこそ、三焦の実体にこだわることなく、「名ありて形なし」と割り切った結論に至ったのだと思います。

そもそも、なぜ「三焦」なのでしょうか。この「三」の意味はいったいどこから来ているのでしょうか。『霊枢』の「営衛生会篇」には、「上焦《じょうしょう》」「中焦《ちゅうしょう》」「下焦《げしょう》」と表現されています。文脈から意味を解釈すると、飲食物の消化吸収から排泄までを三部に分けて解説したものです。これらは、明らかに尿管の話ではありません。つまり、『霊枢』という一つの医学書の中で、三焦は異なる2つの意味で使われているのです。つまり、「尿管を示す三焦」の他に「消化器を示す三焦」があるのです。

極めつけは、前項で紹介した『宣明五気篇』では、「下焦＝三焦」と扱っていることです。消化器の中で一番下に位置する下焦が尿管と混同されているのです。このような事態を招いたのは、解剖学的な見識が未達だったことに由来すると考えられます。経文を読むと、「排泄される水分は大腸から腎臓を経由することなく膀胱に運ばれる」と認識されていたことがわかります。

これは明らかに構造的に誤った理解です。大腸と膀胱をつなぐ道筋を、解剖学的な根拠を待たず「下焦」としてしまったのでしょう。その「下焦＝消化器の下部」と、解剖学的に膀胱に接続されている「三焦＝尿管」が同じものと混同されてしまったのでしょう。こうして、「三焦」は、時に消化器、時に泌尿器と後に都合よく扱われる運命をたどることになってしまったのです。

私たち鍼灸の臨床家は、「三焦」という文字を目にしたとき、2つの意味を頭に浮かべなければなりません。その「三焦」が、消化器と泌尿器のどちらを意味しているのか、しっかり判断すべきです。

ところで、「三焦」という名称に違和感を抱いたことはないでしょうか。なぜ「三」なのか、何が「焦げる」のか……。もともと「三」は「参《さん》（參の略字）」です。「参」は「しん」とも読み、オリオン座の三ツ星（オリオンベルト）を指します。この三ツ星は、三連星、参宿《しんしゅく》とも言われ、日本では唐鋤星《からすきほし》と呼ばれています。ですから、三焦とは「熱く焦げるほど明るく輝く三ツ星」と解釈することができます。

ちなみに、膀胱から肉月《にくづき》を取ると「旁光」になります。つまり、膀胱とは「傍らで光る」ものなのです。

前項で紹介したように三焦と膀胱は頻繁に並記されています。三ツ星の傍らで光る星が膀胱と解釈でき

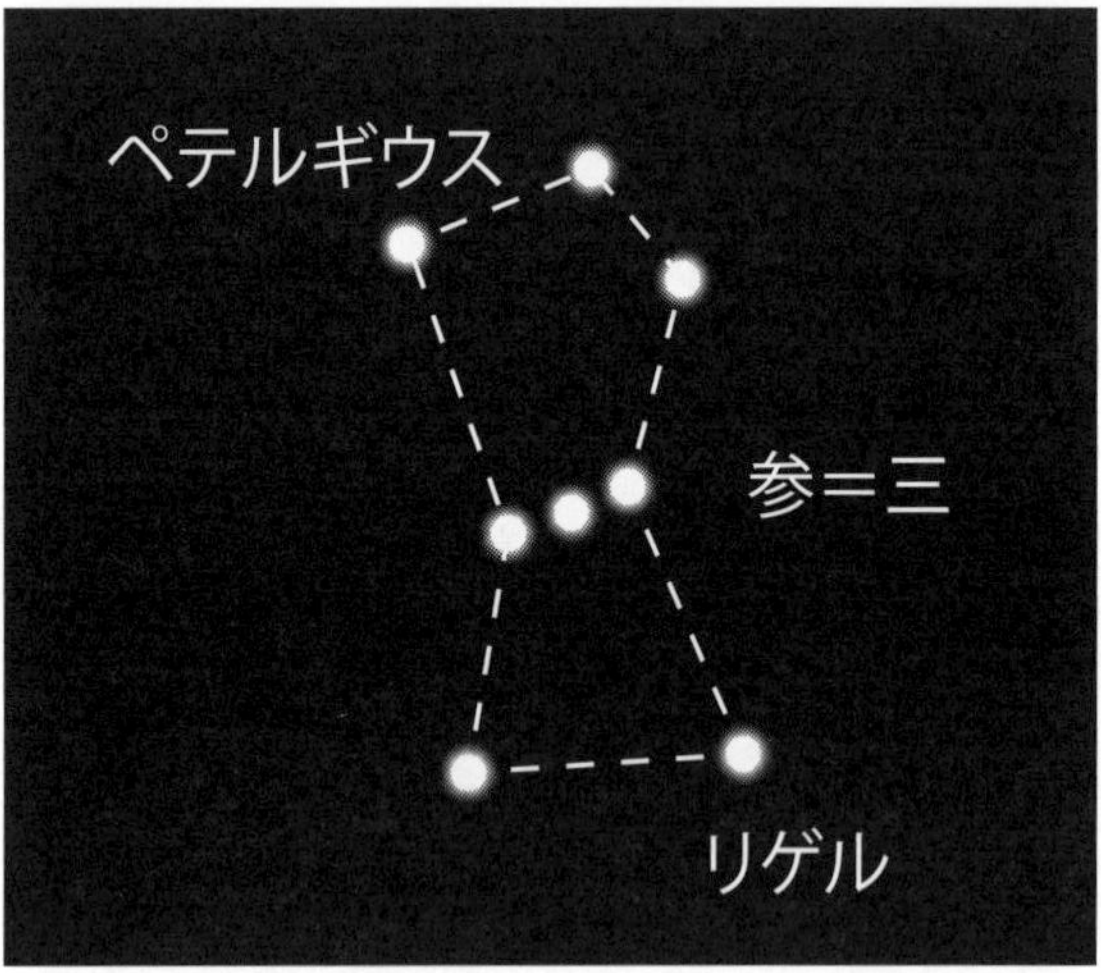

るのです。もしかしたら、オリオン座の一等星であるペテルギウスとリゲルを指しているのかもしれません。陰気の強い冬に見える三ツ星を、水（陰の象徴）の通り道になぞらえたのであれば、粋な計らいです。

酔いが醒める話ですが、「焦」は「集」の誤記ではないか、と唱える人もいます。『説文解字』によれば、「焦」は「三つの隹と火」の会意文字、「集」は「三つの隹と木」の会意文字です。この説が正しいなら、三焦は「三集」であることから、2つの解釈が生まれます。一つは、腎臓2つと膀胱をつなぐ三角形です。もう一つは、腎臓と膀胱が三位一体となって働く排泄機能です。この解釈が正しいのであれば、三焦に腎臓が含まれてしまうわけですから、腎臓の存在を無視している『宣明五気篇』の記述と矛盾しません。

3：世界一やさしい「三焦」の解説（後編）

ここまでは、「三焦」の正体を明らかにするため、古典に記された文字に素直に耳を傾けてみました。そこから浮かび上がってきたのは、「尿管を示す三焦」と「消化器を示す三焦」という2つの「三焦」でした。この結論から、泌尿器と消化器を「三焦」で整えられるというメッセージを受け取ることができました。「三焦」はどこからどのように調整ができるのか、臨床家としては興味を抱かずにはいられません。本項は「三焦」の臨床的価値に迫っていきます。

まずは「尿管を示す三焦」から見ていきましょう。『黄帝内経霊枢《こうていだいけいれいすう》』の「邪気蔵府病形編第四」に「合治内府（合は内府を治す）」とあります。「内府」とは、中空性臓器であり尿管も含まれます。「合」によって、尿管も治せることになります。「三焦合入於委陽（三焦の合は委陽に入る）」とありますから、委陽穴によって三焦、つまり尿管を調整できるという意味になります。

ただ、多くの解説書が、ここの「三焦」を「手の少陽三焦経」と経絡に置き換えてしまっているため、経絡とツボの関係であるとの誤認が生じています。素直に、三焦という中空性臓器と委陽穴の関係を示していると読むべきなのです。そうすることで「尿管の問題を委陽穴で解決できます」というシンプルなメッセージが見えてきます。実際に、臨床で委陽穴を使ってみると利尿作用を確認できます。経験的に、浮腫の治療に有利なツボであることがわかります。

こうした結論に至る経緯を想像すると、委陽穴に鍼をすると利尿作用が生じる事実から、「三焦（尿管）

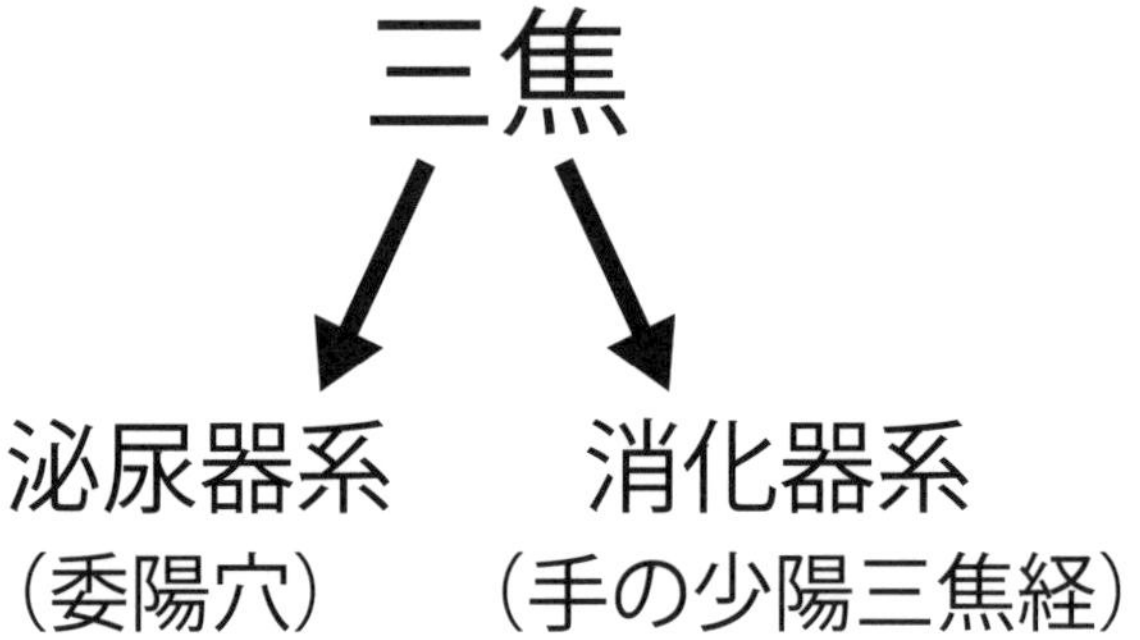

に関わっている」という理論に至ったはずです。ツボは、鍼刺激で得られる現象を丹念に観察し、臨床的価値を導いていったはずです。そうした蓄積を整理するために理論が構築され、後の臨床家によって整合性が整えられていったと考えられます。

臨床に即した解釈が重要であるにも関わらず、尿管であるはずの「三焦」を、経脈である「手の少陽三焦経」と解釈されていることは残念でなりません。古典に記された臨床的価値が失われてしまうからです。古典の解説書はたいへん便利ですが、誤認が含まれていることを覚悟して利用しなければなりません。

次に「消化器を示す三焦」を見ていきましょう。前項に記したように、『黄帝内経霊枢』の「営衛生会篇第十八」では消化器としての「三焦」が解説されています。この篇を読むと、たとえば「営在脈中、衛在脈外、営周不休、五十而復大会。」とあるように、循環系の話であることがわかります。この中に出てくる「三焦」は、循環系の話と親和性が高いと言えます。

このように考えると、消化器を示す「三焦」と経絡の「手の少陽三焦経」を関連させることが自然です。つまり、「手の少陽三焦経」は消化器に関わる経絡だと言えます（この「三焦」は尿管とは関係

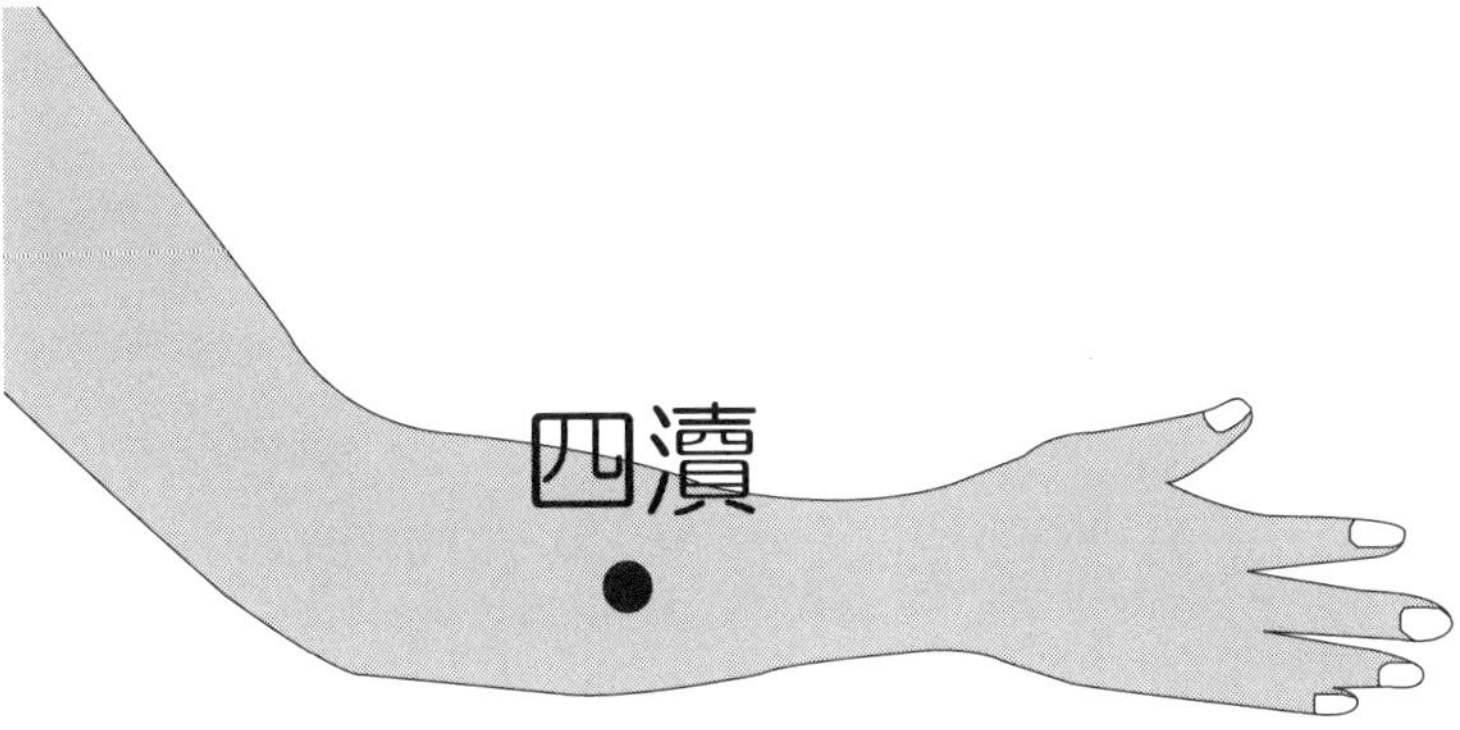

ありません）。消化器のトラブル（例えば胃痛）を回復させたい時、「手の少陽三焦経」が重要な経となります。変調が見つかれば、そこが治療点になります。

たとえば、前腕の中央にある「四瀆《しとく》」というツボ。このツボと胃（中脘穴《ちゅうかんけつ》）には相関関係があります。四瀆に鍼をすると、すぐさま中脘がスッと緩みます。胃炎などの胃痛は、直ちに緩解します。

冷風などで前腕や上腕を冷やして起こる腹痛は、「手の少陽三焦経」から説明できます。このように中脘穴に位置する胃を調整するのに「手の少陽三焦経」がとても有効であるにも関わらず、ほとんどの鍼灸家が「足の陽明胃経」に意識を向けてしまいます。「足の陽明胃経」は、「胃経」と名付けられているものの、臨床的には大腸と小腸にとって重要な経絡です。その根拠は『黄帝内経霊枢』の「本輸篇第二」にあります。「大腸小腸、皆属于胃。是足陽明也。」とあるからです。いわゆる、下合穴と言われている「上巨虚《じょうこきょ》」（大腸）と「下巨虚《げこきょ》」（小腸）のことです。

古典の記載を整理すれば、胃のトラブルは「手の少陽三焦

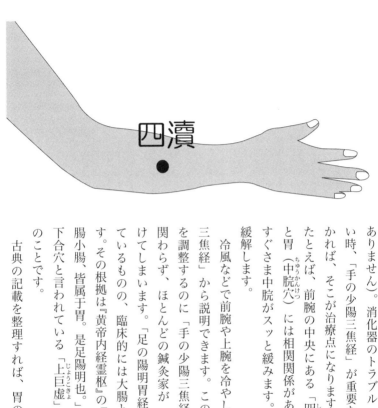

経」、大腸と小腸のトラブルは「足の陽明胃経」、と臨床的に役割が見えてきます。臨床経験からも、このように使い分けることが妥当であると確信しています。

ここまでの話をまとめると、「三焦」には2つの意味があるため、泌尿器のトラブルと消化器のトラブルを混同し、臨床の現場に混乱を招いています。さらに、「足の陽明胃経」も、本来は腸のトラブルに使うべき経絡であるにも関わらず、胃のトラブル時の第一選択に使われています。命名に端を発する現代鍼灸家の大きな誤りと言えます。

3 ファッシアと経絡

鍼灸師の間で話題になっているファッシア（fascia）。コラーゲンを主成分とする、ほぼ透明なこの組織を理解すれば経絡の謎が解けるのではないかと、強い関心が寄せられています。そのファッシアとは何でしょうか。従来は「筋膜」と訳されてきたものですが、『閃く経絡』（医道の日本社　２０１８年）において、著者のダニエル・キーオンは、「臓器を包む線維性結合組織すべてを包む組織」と定義しています。

ファッシアは三重らせん構造をしていて、神経、筋肉、血管、臓器、骨、腱を覆って、それらをつなげる膜のような組織です。電気を通しやすいという性質を持っています。これまで、ただの膜として注目されることがなかったのですが、近年になって人体において重要な機能を担っているのではないかと見直されています。

これまでの解剖学は言ってみれば死体学です。死体をもって生きている人間を想像していたに過ぎません。生きている人間と死んでいる人間は違います。恐れずに言えば、死んでしまえば肉体はただの物体です。ツボの感触も消えてしまいます。ツボは生きている人間にしかありません。

死体学である解剖学では、生きている人間の組織が躍動している姿を捉えることはできなかったのです。次々に新しい観察技術が開発され、組織を生きている状態に近いかたちで観察できるようになりました。ファッシアに注目が集まるようになった背景には、こうしたテクノロジーがあります。

これまで注目されていなかった分、ファッシアは謎だらけです。西洋医学が説明できなかった東洋医学の謎を解く鍵になるのではないかと期待されています。このファッシアが人体の情報伝達や情報制御に関わっているのだと想像すれば、鍼灸師が説明に苦労してきた鍼灸の効果やツボの働きが説明できそうな気がしてきます。

「東洋医学は正しかったのだ！」「古代の中国人は既に真実を知っていたのだ！」と、ついつい興奮してしまいがちです。ですが、ファッシアでは経絡は説明できない、というのが私の見解です。ファッシアは理解を助けてくれますが、ファッシア＝経絡と考えるのは危険です。ツボもファッシアの一部であると結論付けるのは早すぎます。ダニエル・キーオンは、「ファッシアは鍼灸の経絡を完全に説明できる」と主張しながら、いっぽうで「経絡は実体がない」と記し、「経絡は人工的に構成された概念」とも記しています。私の見解と全く同じで驚きました。

そもそも経絡は存在しません。この前提に立つならば、ファッシアは経絡を証明するものではありません。「経絡」という言葉でしか説明できなかった現象を、解剖学的な観点から説明できる可能性を示しているのです。

ファッシアと経絡をイコールにできない理由は、形状の違いにあります。ファッシアは形状が不確かな膜で、経絡はルートが決まった線です。線と言っても、経絡経穴図のようなくっきりした実線ではなく、スプレーで線を引いたようなぼんやりとしたものが想定されていると思います。ファッシアの中にも、ぼんやりとであっても特別なルートが存在し、経絡のルートと一致するという奇跡を望んでいる鍼灸関係者は多いと思います。

ツボの説明もファッシアでは不十分です。皮膚に接触するだけで起こる現象を説明できません。鍼灸師は、手指や鍼でツボに触れるだけでもツボの効果を引き出せることを経験的に知っています。「ファッシア＝経絡」という論の展開を続けるには、皮膚とファッシアをつなぐ情報伝達ルートがあると仮定しなければなりません。

一つの提案として、通常の皮膚を外なる皮膚とし、ファッシアは内なる皮膚と考えるのはどうでしょうか。皮膚上を伝わるルートがあるならば、筋肉や内臓の間を伝わるルートがあり、二つのルートが連絡を取り合っていると考えるのです。実際には、ミルフィーユのように何層にもなっていて、もっと複雑になっていることを私は想像しています。

『閃く経絡』は、経絡とファッシアが同じであって欲しいという願望が生んだ思想書であるように思います。まだ謎は解けていません。

「経絡とは何か？」「ツボとは何か？」という問いに、鍼灸師だけで答えを導き出すのは難しいでしょう。研究者だけでも難しいでしょう。鍼灸師と研究者の二人三脚が必要です。

実際の臨床は複雑です。症状によってツボを変えたり、順番や刺激量を変えたりしなければなりません。他にも微調整する項目がたくさんあって、把握するだけでもたいへんです。だからといって、それを「経験」や「勘」という言葉に置き換えてしまっては、誰にもわかりません。

技術要素を丁寧に分解し、シェアできる形に整えることによって、鍼灸はもっとわかりやすいものに変わるでしょう。そうすれば研究者は見逃しません。「こんなに面白い分野があったのか！」と興奮する姿が目に浮かびます。

あとがき　～人間の可能性～

全項を通じて書き残したことがあります。それは「人間の潜在能力を引き出す可能性」です。ツボで病気が治ったり怪我が治ったりするのは自然治癒力の働きによるものです。もともと人体が秘めている能力を利用しているわけです。このように考えると、ツボは潜在能力を引き出す要所であると言えます。

ツボ理論が進化するほど、人間の能力を引き出しやすくなります。薬や道具に頼ることなく実現できるのです。たとえば、「骨格のバランス」「バランス感覚」「持久力」「瞬発力」「柔軟性」などの身体能力を向上させることができます。このようなツボのパワーはあらゆる分野で歓迎されるはずです。たとえば、スポーツ分野において能力開発は大きなテーマですから、新しいツボ理論が役立ちます。他にも音楽家やダンサーなど、身体表現を追究する人に役立ちます。

ビジネマンの能力開発においても重要です。疲れにくい体、コミュニケーション能力、発想力、注意力、視野の広さ……など、仕事にまつわる全てが身体能力と関わっています。家事や子育てにおいても同じです。

人間は無数の道具とノウハウを開発し、それらを使うことができます。しかし、同じものを与えられても生まれる成果には差が出ます。道具やノウハウが優れていたとしても、使う人間の能力が足りなかったらガラクタになってしまいます。逆に、能力を上げたら、いろいろなものが生きるようになります。このように考えると、ツボ研究は「人類の可能性を切り拓く」と言っても過言ではありません。

ツボは頭脳開発においても可能性を示してくれます。頭脳開発とは「頭を良くする方法」です。実際に「頭がよくなるツボがありますか？」と聞かれます。「ありますよ」と答えています。エビデンス（科学的根拠）を求められると困ってしまいますが、事実をつなぎ合わせていくと頭脳開発におけるツボの可能性を示すことができます。

「運動と脳力の関係」を調べた研究が多数あります。運動には脳を若返らせる効果があります。また、記憶力が運動神経に影響することもわかっています。いくつもの研究を重ね合わせれば、「運動を行うとIQ、集中力、記憶力、創造性、認知力などの脳力が向上する」と言うことができます。こうした事実に「運動とは何か」という考察を加えると「ツボで頭がよくなる」という可能性を示せます。

運動は、身体に散りばめられたセンサーとそのセンサーから得られる情報を処理して行われています。一連の機能にツボが関与していることは経験的に明らかです。ですから、ツボを使うと、運動そのものの質を高められるのです。

運動の質が変化すれば運動効果に差が生まれます。ひょっとすると、積極的な運動をしなくても違いが現れるかもしれません。なぜなら「整動」という観点から見れば「立つ」「座る」「寝る」もすべて運動だからです。活動していないように見える時でも運動をしています。生きている人間に止まっている瞬間はありません。長時間の作業で集中力が保てる人と保てない人の差は、立ち方や座り方にあります。また、座りっぱなしで腰を痛める人とそうでない人がいるのは、「座る」という運動の質に差があるからです。

動きは精神活動とも密接に関わっています。安定した精神状態も質の良い動きがもたらします。自由に動ける時は気持ちは晴れ晴れとし、どこかに痛みがあると気分は曇ります。動きは幸福感に影響しています。

ツボは人間の可能性を広げてくれます。

この分野に立ち会えるのは、ツボを操れる鍼灸師だけです。これまでは「経絡」というフィルターに阻まれて自由に発想ができませんでした。経絡とは別のツボ理論が許されると分かった瞬間からブルーオーシャンが広がります。未来は、私たち鍼灸師の心構え次第です。

「伝統医学に科学は必要ない」と感性だけでツボを扱い続けるのも、「ツボ学こそ最先端だ」と最新テクノロジーの力を借りて人体のヒミツに迫るのも自由です。私は迷わず後者を選びます。その方が鍼灸医学の発展に寄与できると信じているからです。

私には夢があります。誰も知らない体の設計図を明らかにすることです。患者さん一人一人が喜ぶ顔の向こうに大きなものが見えています。

毎日の臨床に発見があります。

２０１９年２月

栗原　誠

参考文献

『中国医学はいかにつくられたか』 山田慶兒 著（岩波書店）
『鍼灸医学と古典の研究』丸山昌朗 著（創元社）
『黄帝素問・黄帝鍼経の栞』 丸山昌朗 著（日本内経医学会）
『黄帝鍼経講』 丸山昌朗 著（日本内経医学会）
『針灸の歴史　悠久の東洋医術』 小曽戸洋著　天野陽介著（大修館書店）
『素問医学の世界　古代中国医学の展開』 藤木俊郎著（績文堂出版）
『鍼灸医学源流考　素問医学の世界Ⅱ』 藤木俊郎著（績文堂出版）
『動きが心をつくる　身体心理学への招待』 青木豊著（講談社）
『意識はいつ生まれるのか』 マルチェロ・マゥイミーニ著　ジュリオ・トノーニ著　花本智子訳（亜紀書房）
『脳はなぜ「心」を作ったのか』 前野隆司著（筑摩書房）
『閃く経絡』 ダニエル・キーオン 著　須田万勢・津田篤太郎 監訳　建部陽嗣 訳（医道の日本社）
『一流の頭脳』 アンダース・ハンセン著　御船由美子訳（サンマーク出版）

栗原 誠（くりはら まこと）プロフィール

鍼灸師。群馬県出身。
株式会社 活法ラボ代表／一般社団法人 整動協会代表／一般社団法人 日本鍼治療標準化学会理事
大学で生物学を専攻し、その後鍼灸師となる。はりきゅうルームカポス（東京）、はりきゅう養気院（群馬）を経営する。古典鍼灸の研究に加え、日本の整体術「活法」を習得。ツボと動きの関係に着目し、2014年に「整動鍼®」を創案した。この革新性が高く評価され、開催するセミナーは海外でも人気を博す。開催日数は年間70日以上。加えて、鍼治療の普遍的理論の構築を目指し医師と共同で科学的研究に力を注いでいる。

Twitter アカウント　@kuri_suke
ブログ　『鍼灸師のツボ日記』

装幀：梅村昇史
本文デザイン：中島啓子

ツボがある本当の意味

経絡理論を根底から覆すツボの考え方

2019年3月20日　初版第1刷発行

著　　者　栗原 誠
発 行 者　東口 敏郎
発 行 所　株式会社ＢＡＢジャパン
〒151-0073 東京都渋谷区笹塚1-30-11　４・５Ｆ
TEL　03-3469-0135　　FAX　03-3469-0162
URL　http://www.bab.co.jp/
E-mail　shop@bab.co.jp
郵便振替 00140-7-116767
印刷・製本　中央精版印刷株式会社

ISBN978-4-8142-0198-3　C2077

BOOK Collection

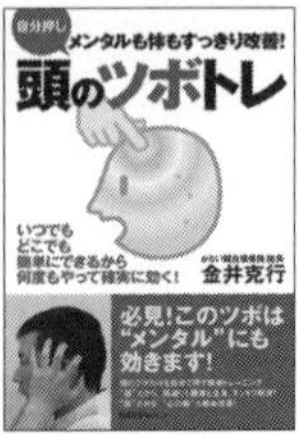

メンタルも体もすっきり改善!
自分押し **頭のツボトレ**

「慢性的」な苦痛は、なかなか根本的な解決に至れないのがほとんどです。決定的に足りなかったのは、「頭蓋骨へのアプローチ」だったのです。「頭のツボトレ」が改善するのは、全身、そして脳、つまり心の領域。ここに踏み込まなければ、人間が健全になれるはずなどなかったのです。いつでもどこでも簡単にできるから何度もやって確実に効く! 頭のツボだけを自分で押す簡単なトレーニングです。

●金井克行 著　●四六判　●192頁　●本体1,200円+税

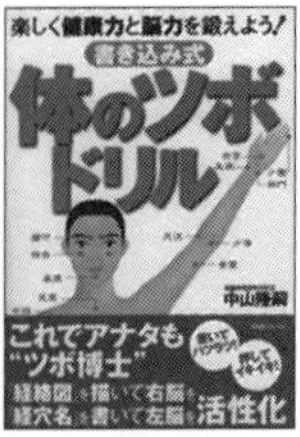

書き込み式 **体のツボドリル**
楽しく健康力と脳力を鍛えよう!

中山隆嗣先生が、プロの技をわかりやすく解説した整体術書の決定版! 本書は、手軽に効果的なツボをきちんと覚え、それを普段の生活の中で有効活用していただこうという趣旨で作られました。実際に手を動かし、書いて描いて学ぶことで脳のトレーニングにもなります。皆様の健康力と脳力のアップにお役立ていただければ幸いです。

●中山隆嗣 著　●B5判　●96頁　●本体1,000円+税

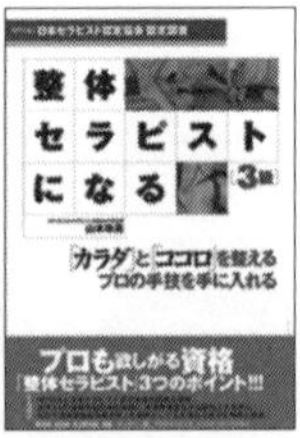

カラダとココロを整える　プロの手技を手に入れる
整体セラピストになる3級

東洋医学のツボ（経穴）を美容に応用した、今注目のトリートメント! 整体師、鍼灸師、按摩・マッサージ師、アロマセラピスト、リフレクソロジスト、その他各セラピストなど、身体のプロが注目する話題の『整体セラピスト 3 級』になるための決定本!

●山本珠美 著　●B5判　●184頁　●本体2,500円+税

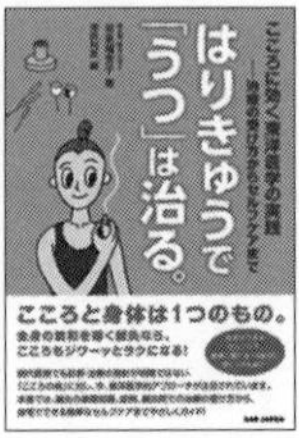

こころに効く東洋医学の実践 治療の受け方からセルフケアまで
はりきゅうで「うつ」は治る

現代医療でも診断・治療の指針が明確ではない「こころの病」に対し、今、東洋医学的アプローチが注目されています。本書では、鍼灸の基礎知識、症例、鍼灸院での治療の受け方から、自宅でできる簡単なセルフケアまでやさしくガイドします。身体に表れる 14 症状の東洋医学的な見方と改善方法も詳解します。

●岩泉瑠實子 著　●四六判　●208頁　●本体1,400円+税

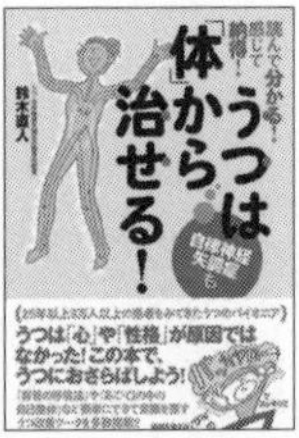

読んで分かる!感じて納得!
うつは体から治せる!

うつは「心」や「性格」が原因ではなかった! この本で、うつにおさらばしよう!「背骨の呼吸法」や「あご・口の中の自己整体」など、簡単にできて常識を覆すうつ改善ワークを、25 年以上 3 万人以上の患者をみてきたうつのパイオニアが多数紹介! お医者さんで、「あなたのうつは性格が原因だ」と言われた方、薬を使わず、本気でうつ・自律神経を治したい方、サロンワークのための、うつ・自立神経失調症へのボディーケアアプローチ法を学びたい方などにオススメの本です。

●鈴木直人 著　●四六判　●240頁　●本体1,380円+税

BOOK Collection

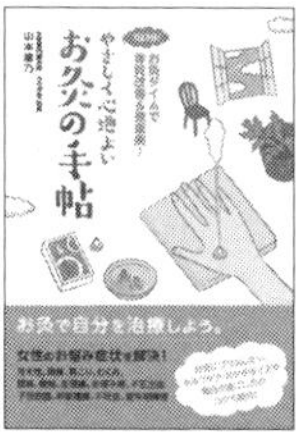

1日3分! お灸タイムで体質改善&健康美!

やさしく心地よい **お灸の手帖**

お灸で自分を治療しよう。冷え性、頭痛、肩こり、むくみ、腰痛、便秘、生理痛、生理不順、不正出血、子宮筋腫、卵巣腫瘍、不妊症、更年期障害など、女性のお悩み症状をお灸で解決!お灸にプラスしたいセルフケア・エクササイズや毎日の過ごし方のコツも紹介します。

●山本綾乃 著　●四六判　●176頁　●本体1,200円+税

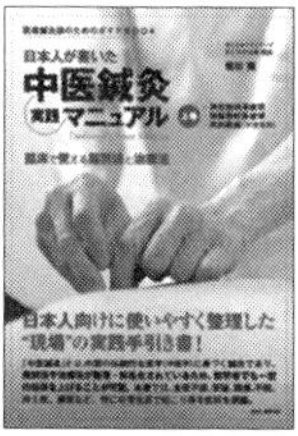

日本人が書いた

中医鍼灸実践マニュアル 上巻

日本人向けに使いやすく整理した"現場"の実践手引き書! 「中医鍼灸」とは、中国の伝統的な医学（中医学）に基づく鍼灸であり、鑑別法や治療法が整理・体系化されているため、初学者でも一定の効果を上げることが可能。本書では、食欲不振、便秘、頭痛、不眠、冷え症、頻尿など、特に日常生活で起こり得る症状を網羅。わかりやすく、応用しやすく、毎日の臨床にすぐ役立つ中医鍼灸治療学を紹介。

●若杉寛 著　●B5判　●308頁　●本体4,800円+税

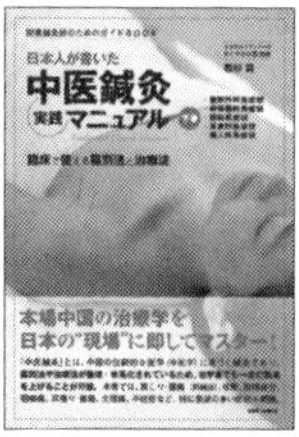

日本人が書いた

中医鍼灸実践マニュアル 下巻

本書では、肩こり・腰痛（刺鍼法）、咳嗽、眼精疲労、咽喉痛、耳鳴り・難聴、生理痛、不妊症など、特に要望の多い症状を網羅しております。わかりやすく、応用しやすく、毎日の臨床にすぐ役立つのが中医鍼灸治療学です。本シリーズは、臨床現場でよく見られる多くの症状を挙げ、鑑別、弁証、治療目的決定、取穴、手技を行うという中医鍼灸の" 理・法・方・穴・術 "を解説する鍼灸師必携の手引き書です。

●若杉寛 著　●B5判　●308頁　●本体4,800円+税

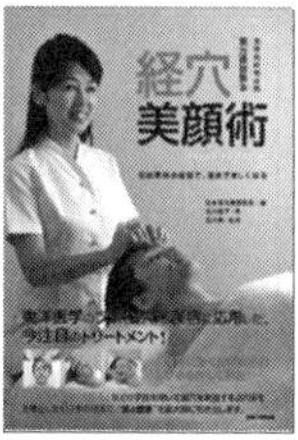

美容技術者必携! 東方美容教本

経穴美顔術 Acupoint Facial

東洋医学のツボ（経穴）を美容に応用した、今注目のトリートメント! 「押す」「揉む」「擦る」などの手技を用いて経穴を刺激する点穴法を主体とした 117 手の技法で、"美と健康"を最大限に引き出します。「美は健康を基礎として成立する」という最先端の伝統美容の技法を詳しく解説します。

●日本東方美容協会 編／北川直子 著／北川毅 監修　●B5判　●256頁
●本体2,800円+税

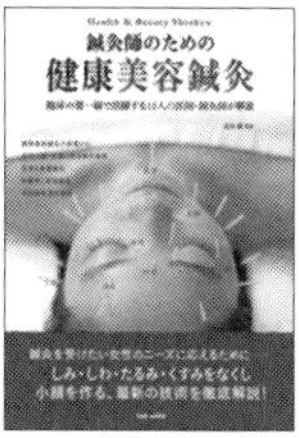

臨床の第一線で活躍する12人の医師・鍼灸師が解説

鍼灸師のための **健康美容鍼灸**

鍼灸を受けたい女性のニーズに応えた待望の書。しみ・しわ・たるみ・くすみを目立たなくし、小顔を作るための最新の技術を徹底解説。内容：時代が求める健康美容鍼灸／韓国事情／健康美容鍼灸の可能性／医学と美容鍼灸／中医学と美容鍼灸／実践！健康美容鍼灸／導入事例／導入指南 & 治療院の作り方／安全管理

●北川毅 著　●B5判　●138頁　●本体2,500円+税

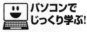